When fraser met billy

整個世界只剩下我們倆

小貓比利的溫柔奇蹟

Louise Booth
路易絲．布瑟／著

陳品秀／譯

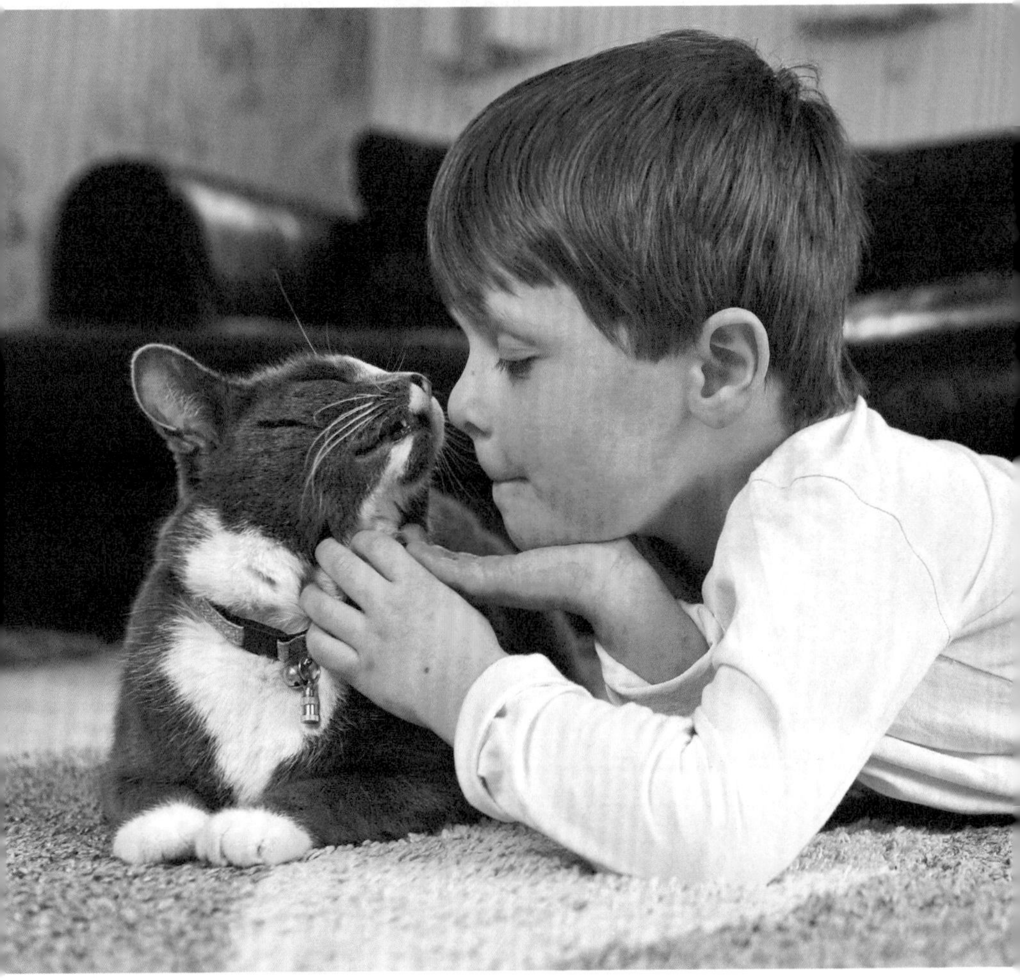

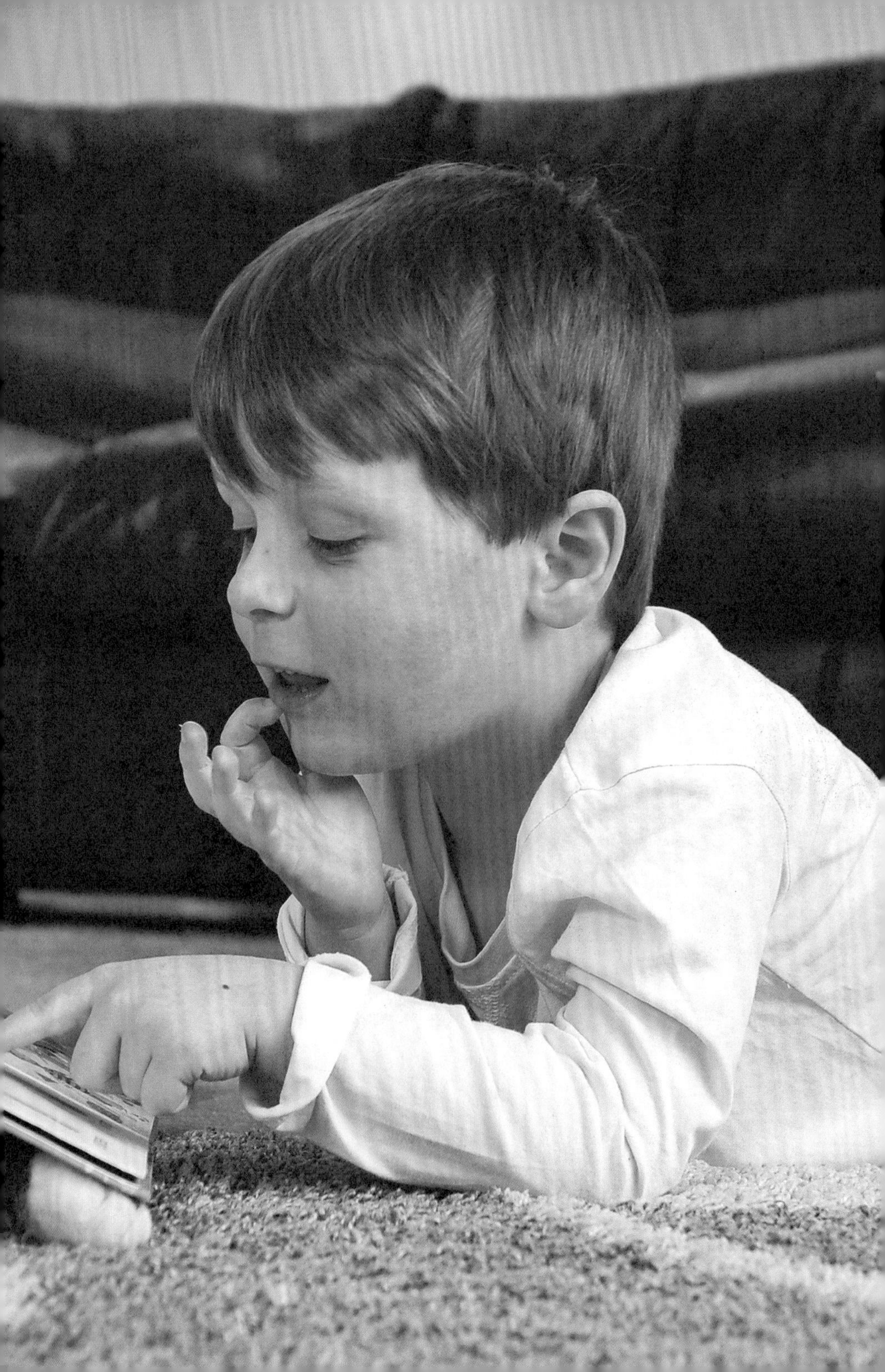

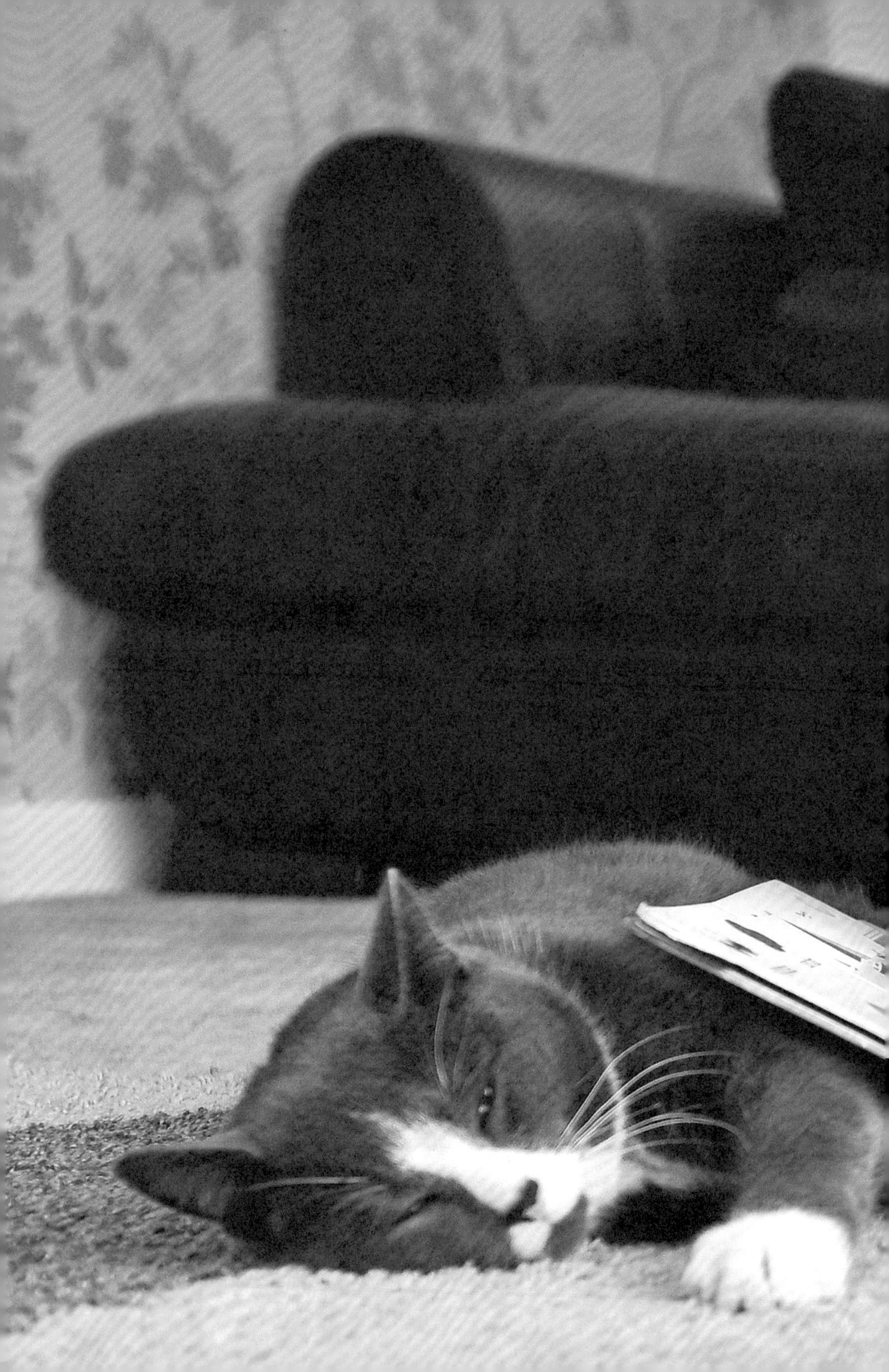

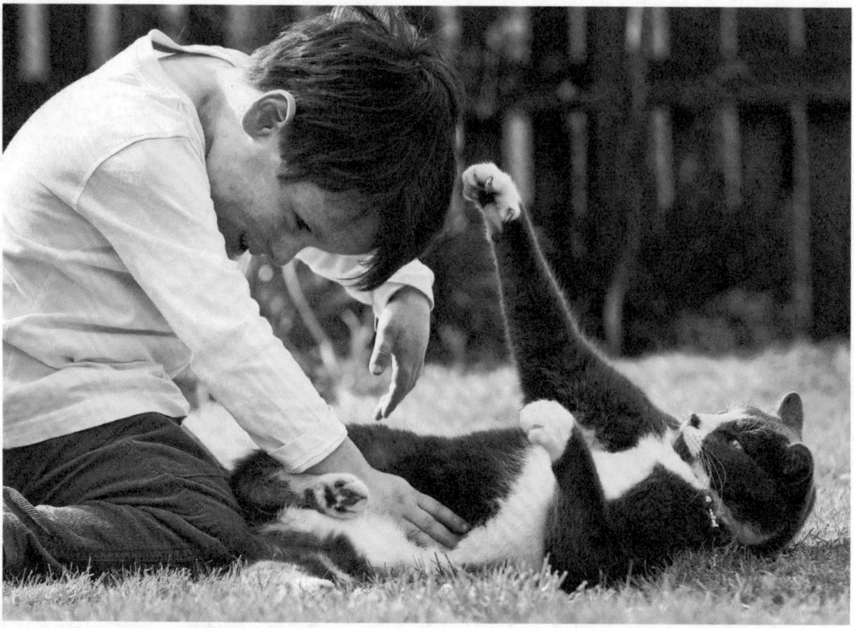

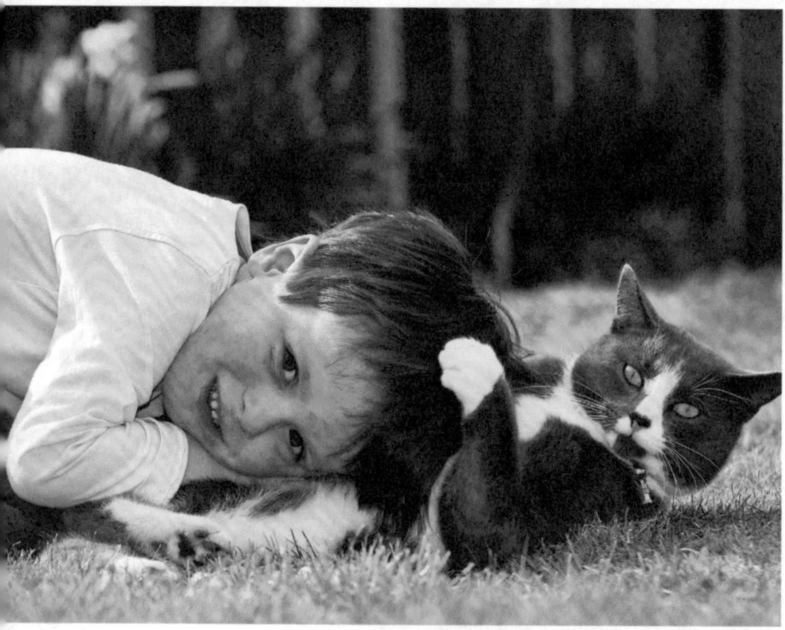

Bruce Adams / Daily Mail / Solo Syndication.

目錄

感動推薦

『伴』，根據康熙字典解釋，有『陪同、依隨』之意，說文解字把『伴』拆開來看即是『半個人』。啊，所以這麼說來，『伴』字的意思，應該是指兩個個體合在一起，才是『完整』的吧。貓一向怕水，比利卻能自願前往浴室，即便一身毛皮被濺濕也要陪著費雪洗頭。貓一向怕鬧，比利卻能在費雪情緒失控時，靜靜地佇立在旁，不被轟炸般的吵鬧驅趕。詩人徐志摩說『我將窮極一生尋找我唯一之靈魂伴侶，得之，我幸，不得，我命。』我想徐志摩倘若還在世，應該會非常羨慕費雪吧！因為費雪已然擁有陪伴他成長的『貓伴侶』。比利就像幻化成貓型的天使，給患有自閉症的費雪，一個更易於坦然擁抱世界的練習。

《來～跟毛小孩聊天》作者、動物溝通師 Leslie

在作者筆下，貓咪比利幻化為真實的孩子，主人翁費雪的真正摯友。在過去十多年動物輔助治療經驗中，如許多比利的神奇事蹟，我們也見證過。自閉症最困擾照顧者的問題，幾乎都是因其「固著行為」所致，「變化」帶來不安與焦慮，比利所施的魔法，其實就是提供安全感，幫助費雪一一克服奶嘴、如廁訓練、洗頭、換牆壁顏色……等等對我們而言芝麻綠豆的事情。大多數同伴動物都有善解人意的天分，端看人類是否能夠敞開心眼去「看見」動物們想教我們什麼功課。費雪和他的母親看見了，你呢？

台灣動物輔助治療專業發展協會理事長　葉明理

小灰貓比利就像是吹進費雪生命的一股暖流。生命的改變是從比利跳出籠子的那一刻開始，尤其是費雪會對著比利親暱地叫著「我的比利，我的比利」，如此含有珍貴生命及擁有權的話語，這對沒有口語能力的星兒來說是非常難得的。本書是敘述愛心感動愛心，生命感動生命的真實故事，在自閉症眾多核心療育方法的過程中不妨嘗試養寵物的另類生活方式，或許雙方藉由相同的頻率在生命中碰撞出奇妙的火花，讓星兒的生活從比利進入你家後和我們一起脫離地獄，擺脫長期被禁錮的靈魂。

財團法人中華民國自閉症基金會執行長　劉增榮

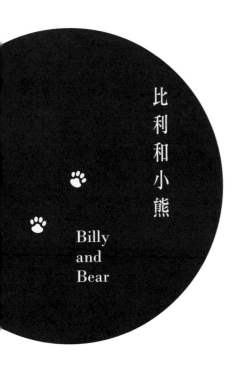

比利和小熊

Billy and Bear

那是二〇一一年的一個明亮的早夏夜晚，我們置身於有如風景明信片般的高地景象之中，正沿著迪河（River Dee）河畔往西行駛。遠處，這個地區的最高峰，洛赫納加山（Lochnagar）沐浴在美麗的金色餘光裡，落日也在黑暗的河流上舞落了眩人眼目的色彩。

我們時而會行經三兩釣客，他們浸在深度及膝的水中，耐心地拋線捕捉正當季的海鱒和鮭魚。當時的我並不覺得，可是現在回想起來，從某一方面來說，自己其實也在進行一次的遠足垂釣（fishing expedition，也具有「審前調查」之意）。那句老話是怎麼說的？要釣鱒魚也得蝕隻蒼蠅。

我先生克里斯負責駕車，我們的兩個小孩坐在後座。女兒琵芭剛滿六個月，已綁在嬰兒汽車安全座椅上睡著了。同往常一樣，三歲大的兒子費雪才是佔據我們全副心思的那一個。他安靜地坐著，話很少，不過卻緊緊盯看著隨身帶來的兩張小照片。我們不太確定今晚該期待他些什麼。然而，費雪總關心我們從來不會關心的事物。

二〇〇九年八月，費雪還不及兩歲，就在十八個月這麼小的年紀，被診斷出患有自閉症。如同許多患自閉症的男孩一樣，他努力地想和人溝通，卻傾於縮回自己的世界裡。他也會極度情緒不安，不過卻肇因於最最微小的事和物。除了這些以外，他還飽受肌張力不足（hypotonia）之苦，那是一種會令關節鬆軟的罕見肌肉症狀。這意味費雪很難做出捉握東西的簡單動作。他也發現自己連站都很困難，更遑論走路了。事實上，約莫到了去年，靠著現在仍穿戴在小腿和腳踝上的支撐夾板他才變得較有行動力些。

在過去的一年半裡，費雪接受一小組專家們的治療，成員中包括一位語言治療師和一位行為治療師。我們被斬釘截鐵地告知他上不了常態學校，儘管如此，我們還是設法找到一間每週可以帶他兩次的小型私立托兒所，這對我而言無疑是一大解脫。總之，壞消息是他的情緒和行為仍然極度不可測、不穩定。就是說我們的生活永遠不可能是簡單明瞭的。

費雪是一個可愛的小男孩，他似乎能夠融化每個人的心。可是如果我說我們的生活稱心如意，那是在說謊，因為並不如此。我們經歷了好一些嚴峻的考驗。我們從不知道該期待些什麼，也不知道該做些什麼，尤其是在改變了他的例行作息，就像今天一樣。我們能做的只是遵循直覺。這就是為什麼克里斯和我會沿著迪河河谷，開車前往阿波恩（Aboyne）小鎮，去會晤當地的慈善機構「護貓」（Cats Protection）的負責人的原因了。

從小我就是個喜愛動物的人。小時候曾經和兔子、狗、貓、馬這些動物玩過——只是那時候我不怎麼在乎。那天晚上，我欽羨地查了一下皇家迪賽莊園（Royal Deeside Estates）的場地，我知道在那裡可以騎馬，這可是我年輕時想做，但現在身為全職母親卻做不到的一件事。

那時，我們家唯一的寵物是一隻貓，這隻養了超過十年，上了年紀名叫托比的大胖灰貓，在費雪和琵芭還沒有出生以前就在了。是親愛的托比給了我今晚邁向未知旅程的想法的。

托比基本上是家裡的一件家具。牠在屋子內四處躺臥，大部分時間都沒什麼生氣，牠的生活只聚焦在兩件事情上：吃和睡。

費雪在還很年幼時極少對他的周遭或者托比感興趣。他只著迷於有輪子或者會轉動的東西，他可以花上幾個鐘頭注視著一部運轉中的洗衣機、玩弄老舊的ＤＶＤ放映機、轉動倒放的嬰兒推車或玩具汽車上的輪子，除此之外，少有東西會引起他的興趣。不過最近，我注意到他開始被托比吸引。當托比打盹時他會躺在牠的旁邊，將頭貼在地毯上以便撫摸牠或試著和牠交流。

托比並沒有回報這份好感。牠原本還忍受著自己的空間遭到入侵，不過卻對費雪愈來愈警覺，在牠不高興時候尤其如此。有這麼一兩次，費雪因為家中生活秩序的輕微改變而放聲尖叫，這使得托比不得不竄逃到樓上躲藏。從此，牠明顯變得怕他，並且和他保持一定的安全距離。現在牠會在瞄到費雪靠近時倉皇逃跑。

我不會對此感到意外。我知道托比不是能夠陪伴年幼孩童玩耍的寵物，不過費雪的舉動卻讓我開始有了一點想法。

做為一個自閉兒的母親，我知道我必須抓住任何可能的機會和突破口。考慮到我們居住的地方，這種機會和突破口尤其稀少。因為克里斯工作的關係，我們住在偏遠的巴爾莫拉莊園（Balmoral Estate），這間英國女王的蘇格蘭私人御所內。我們附近沒有鄰居和住家，而我們有很長的一段時間也無法加入任何學步孩童的團體，因為費雪沒有辦法應付那種環境。他欠缺社交技能讓我很困擾，所以看見費雪和托比在一起的情形，讓我不禁想到寵物也許會對他產生正面的影響。互動就是互動，即使不是和一個人，而是和一隻貓。

「我想他也許會喜歡一位小小朋友，這麼一來也許可以把他從他自己內裡拉出來一點，」有一天吃過晚餐後，我對克里斯這麼說道。「我們為什麼不試著替他找一隻彼此可以建立關係的幼貓呢？」

我們已經對費雪試了這麼多，異常理性且實事求是的克里斯馬上找到漏洞。

「妳確定？」他說。「那隻貓不會也像托比一樣，被費雪嚇到了嗎？」

「我們有什麼好損失的？」我回答。「如果要從慈善機構或收容中心找來一隻，可以事先說清楚情況，萬一行不通，他們也許願意再把貓帶回去。」

「也許吧，」克里斯說，雖然我知道他並沒有被我說服。

隔天，我透過「護貓」聯盟的主網寄了一封電郵給他們。我說明了費雪的自閉和肌張力不足症狀，以及我們正在尋找一隻「特別」的動物做為他的朋友……。一位「特別」的朋友，我是這麼說的。至於是否有這麼一種生物存在，我並沒有抱持著太大的期待。

起初我們並沒有得到回應。我有點懷疑他們可能誤認為我是個要為自己「特別的」男孩找隻「特別的」寵物的瘋子。原來這個信息寄到了錯誤的支構。一天早上，我接到一通建議我聯絡「護貓」迪賽支構的電話，該分支恰巧在六個月前開幕營運。

於是我又向他們寄了一封電郵，並且馬上聯絡到他們的負責人——一位住處只距離我們二十分鐘遠，住在阿波恩鎮附近，名叫麗茲的女士。

我立即感覺到她瞭解我在尋找什麼。

「我這裡有幾隻貓可能適合。不過我想我知道哪一隻是妳要的，」她說。「我會寄照片和詳情過去給妳。」

隨即便收到電郵，其中附有兩隻看起來幾乎一模一樣的小貓照片。兩隻都是灰色，臉部和肚皮上長了白色斑點，有那麼點東方長相。牠們看起來相當年輕，很瘦小，幾乎稱得上是皮包骨，在讀過麗茲附帶的筆記後，這種情況似乎很合理。

麗茲說牠們是在鄰近村莊的一間市民住宅內發現的。住戶已經連夜潛逃。於是市政局抵達封屋，就在這個時候，一位鄰人告訴工人有小貓在裡面。還好那位鄰居說了，因為當市政局工人破門而入後發現了靠著食物碎屑過活的四隻瘦弱小貓。如果房子被封，牠們一定會活活餓死的。

「護貓」聯盟被叫了過去，四隻貓全都被他們收留。其中一隻黑色大公貓很快就送養，找到新家。不過另一隻，加上這一對小兄弟，小熊和比利，卻不容易安置。

麗茲怎麼能夠憑著幾張照片就認定這幾隻貓適合我們？然而我準備信任她，決定把握住機會。我問她能否安排會面，讓費雪見見比利和小熊，她建議我們下週找個時間來一趟阿波恩。

我從可怕的經驗中得知費雪不喜歡突如其來的生活變動，所以我知道必須為這次的拜訪鋪路，更要為家中新成員的到來鋪路。
一天早上，在吃過早餐後，我開始進行計畫。
「費雪，你想要一隻可以陪你玩耍，完全屬於你自己的貓嗎？」我說。
他謹慎地看著我一會兒，然後點點頭。
「好的，媽咪，」他說。
要從費雪嘴裡撬出一個字都是很大的挑戰，所以四個字也算是一種成就了。受到這樣的鼓舞我繼續加碼。
因為費雪欠缺他所需要的理解技能，我們早已習慣印出大堆圖片來幫助他瞭解事物。所以我馬上將幾張比利和小熊的照片印成火柴盒大小，讓他可以看到未來潛在的新朋友，並且挑選出其中的一隻。
再次地，他的反應很令人感到振奮。每天晚上他會帶著照片上床，將它們放在床頭櫃上。他會花上幾小時研究照片。天知道當他躺著鑽研照片裡模樣相同的兩隻貓時，他的小腦袋瓜子在想些什麼。
事實上，我認為模樣相同，然而有趣的是費雪卻能一眼看出這對小貓的不同。對我來說，牠們是如此相似，我必須在紙片背面寫上名字以便區分。可是費雪卻知道哪隻是哪隻，不停重複地解釋「這是比利，這是小熊」。自閉症極為詭譎複雜——費雪幾乎不能走路，無法正常溝通，不過卻分辨得出這兩隻面貌幾乎一樣的貓。

摒除了這第一道障礙後，我開始為他準備阿波恩之旅。

這又是一件了不得的大事了，因為我們從來沒有真正到過陌生人的家裡。費雪在不熟的環境會惶惑，而這往往引起恐慌。即便他到了新環境是快樂的，他也會找著讓日子難過的目標。所以從費雪還是小嬰兒時，我們就避免帶他拜訪陌生人。唯一讓我們感到安心的只有他的祖父母，即克里斯的母親和伴侶，他們住在蘇格蘭的西北海岸，還有就是住在艾瑟克斯（Essex）的我爸媽。

經過一週準備，我有信心費雪瞭解接下來會發生什麼事情。我們要去見那兩隻貓，如果喜歡牠們，牠們當中一隻就會來和我們住在一起。為了小心起見，以防任何失敗，我們告訴費雪會在星期五，當克里斯結束工作時啟程，通常時間還早，約莫就在午餐時刻。我們要他有變動下午例行作息的心理準備。

結果我們比預計的時間要晚一點出發，當我們行經迪河到達鄰近的巴拉特鎮（Ballater），往西駛向阿波恩之際，太陽已經開始沉落山頭了。

我在車內腦筋急轉著。這沒什麼。一度我甚至懷疑自己是這世界上最神經質的母親。然而事實就是，做為一個自閉兒的父母親，我的擔憂不會間斷。這天晚上，憂慮清單就像迪河那麼長，如果他不喜歡或是懼怕麗茲呢？如果他不喜歡她家裡的擺設呢？如果他被屋子內的某種噪音給惹惱了呢？如果他不喜歡那些貓？不知道那些貓是在裡頭還是在外面。對於一隻在圍欄內的貓他會如何反應？在他的自閉腦袋裡，貓，應該就像托比一樣，是隨牠高興，自由自在地四處喵喵叫的。他對於貓被圈養會有什麼感覺？如果他就是不想知道，甚至不願意下車那該怎麼辦？有好幾次我們駕車到了某處，費雪便揮舞著他的小手臂，叫喊著「不要，不要，不要」。於是只好被迫調頭回家。這種情形會再發生嗎？如此多的憂慮在我腦中打起架來。感謝老天有壯麗的高地景象來讓我分心。

＊＊＊

當我們抵達時，太陽餘暉已掉落山頭。克里斯將車子停下，這時座椅上的費雪將身體前傾，伸長了脖子觀望著四周。

「貓是不是住在這裡，媽咪？」他說。

我看著克里斯說不出半個字。這是我們聽費雪說過的最長、最完整的句子。克里斯停好車後，我彎下身子查看琵芭。她在許多方面和費雪是兩個極端。和她哥哥一起旅行是一大挑戰，而對她來說卻有如小菜一碟，今天晚上她再次證明了這一點。她還在嬰兒汽車安全座椅上快樂地打盹兒，所以我們決定把她留在車上，因為我們認為這將是非常短暫的停留。我們把車停靠得離房子很近，不需走太遠便能回來察看。

我們才將費雪帶下車，麗茲已經出現在門口招手了。這週來我和她交換過好幾封電郵，她顯然胸有成竹，因為她馬上直奔費雪。

「嗨，你一定就是費雪了，你想要進來看看貓咪嗎？」她說。

我閉氣屏息了一秒鐘。費雪通常不會和沒有見過面的人有所互動。如果他感到不舒服，甚至覺得困擾，他就會拒絕任何的目光接觸，然後為了擺脫侵入到他的世界的情況，開始做出一些讓自己分心的事。然而今天這種情況並沒有發生。

「好的，」他說，直接正視著麗茲的眼睛。

毫無疑問他參與了。沒有坐立不安，沒有漠然的眼神。他的手裡依舊握著那兩隻貓的照片。克里斯和我看看彼此。我們無須交換任何話語。我們知道某種不尋常的事已然發生。

麗茲向我們解釋，貓在外面，關在一處有頂的貓舍內，這真是個好壞參半的消息。一方面，我可以稍稍放心，至少費雪不會緊盯著洗衣機或烤麵包機，然後完全忘了小貓這回事。不過在此同時，我又擔心他看見兩隻關在圍欄裡的貓的反應。他習慣看著托比在我們家裡跑來跑去。這只是個不會讓百分之九九點九九的孩子感到困擾的小細節。可是費雪不屬於那百分之九九點九九。

我的憂慮很快就消失了。麗茲領著我們走向兩間用鐵絲網圈出來的大圍欄。一間是空的，另一間則關了那兩隻透過照片我們已經相當熟悉的小貓——比利和小熊。真實的牠們看起來甚至更為相像，我真的分不清楚誰是誰。

「費雪，我現在要進到裡面去了，好嗎？」麗茲說。他點點頭，眼光定在兩隻貓身上。好一陣子，我和克里斯站在費雪旁邊，眼睛看進圍欄裡。

兩隻貓躺臥在一個高起的台子上。一隻半睡著，面朝向另一個方向；另外一隻則直挺挺地坐著，好奇地打量著這些新來者。

「這是小熊，」麗茲指著對我們不感興趣的那一隻說道。「這一隻是比利。」

就在那個瞬間，第二隻貓馬上跳到麗茲的肩膀。然後又跳了下來，直接走向站在鐵絲網邊的費雪。費雪沒有退縮，正好相反，他站在那裡微微笑著，對於眼前的一切感到著迷。

「費雪，你想不想到裡面來跟比利打聲招呼呢？」麗茲說。

「好的，」他說。「媽咪妳和我一起進去？」

再一次地，克里斯和我又快速互相交換了一個眼神。對其他父母來說，這種表現算不了什麼，可是對於我們，有著一個過去三年害怕任何東西的男孩的父母而言，這太令人感到興奮了。總之，接下來所發生的事則超越了興奮。我想對我來說，是震驚。

圍欄內，費雪旋即在地板上坐了下來。我內心的那個焦慮母親馬上告訴自己：**到處都是貓毛，如果他的氣喘又犯了該怎麼辦？**然而我沒有時間過度分析事情。不等到我有所察覺，比利已經逕自踱到費雪那裡，不經意地往他身上一坐，憩在了他的胸前。

麗茲顯然將比利養得很好，牠已經是一隻大貓了。突如其來的動作有點驚嚇到費雪，他因為重量而後倒。一時間，費雪只是坐在那裡，不太確定自己該對剛才發生的事做出什麼反應。在正常的情況下，我會期待咆哮尖叫。不過我已經知道此刻並非正常情況。沒有吵鬧聲，沒有不良反應。什麼都沒有。

直覺地，比利似乎意識到費雪的不舒服，於是牠從他的胸前滑了下來，調整自己的位置，讓全身的重量，只除了前爪外，不再壓著費雪。然後牠將脖子伸得老長，讓自己的腦袋緊挨著費雪的。這一對就這麼坐在那兒，緊緊地抱在一起，好像整個世界只剩下他們倆似的。

我愣住了。在許多方面，我簡直無法相信我見到的這一切。

「看來比利已經選擇了你，」麗茲說，打破了沈默。

麗茲、克里斯和我交換了一個微笑。再一次，沒有人需要說話。

費雪和比利在那裡坐了好幾分鐘，算是在麗茲打破僵局之前熟悉彼此。

「費雪，你想要比利跟你一起回家嗎？」她問。

「好的，」他回答。

「很好，我來和你的爸爸媽媽談談，看看我們該怎麼做，」她說。

在克里斯開口說他必須回車子一趟查看琵芭之前，她又留他們在那裡多坐了幾分鐘。

「很可惜，我想我們必須回家了，」我向麗茲說道。「所以接下來要怎麼做？」

「我會先讓牠到獸醫那裡接受檢查和治療，」她說，「然後就可以搬進你家。」

「我們很快就要搬家，可能會有點影響，」我說。

「那我們星期一再談，可以嗎？」她說。

「好的，」我回答，希望事情能夠圓滿地進行下去。

我擔心比利不能馬上和我們一起回家會惹惱費雪，可是當我們向他說明整個狀況之後，他卻輕鬆以對，就像對待今晚的其他事情那樣。

「克里斯，你想麗茲會不會相信費雪是個自閉兒？」當踏上歸途時我這麼說道。

他光是笑。

「看他今天晚上的表現，你不會知道他有問題，」我說。這是真的。

像往常一樣，我們早有了還沒踏出車子一步就得回轉的準備。可是我們並沒有看見費雪的任何過激行為。他應付得很好，從拜訪陌生人的房子，到一隻貓不經意地蹭到他身上。

就我們和費雪的生活而言，這有如一樁小小的奇蹟。我們的預感有了回報。或許我們也釣到了我們的鱒魚。

＊＊＊

前往麗茲住處的途中，費雪坐在車子後座，迷失在自己的思緒裡，沈默得有如一隻老鼠。在回家的路上，他完全變了一個樣，生氣勃勃地說了一路。

「比利要當費雪的朋友，」他說，手裡拿著照片。

「沒有錯，費雪，」我回答，從後照鏡裡捕捉到他的眼睛。

「比利將會成為費雪最好的朋友，」他說。

小兒之言不足信。此時的我們都沒有料到這番話將會有多真實。

初來乍到

Arrivals

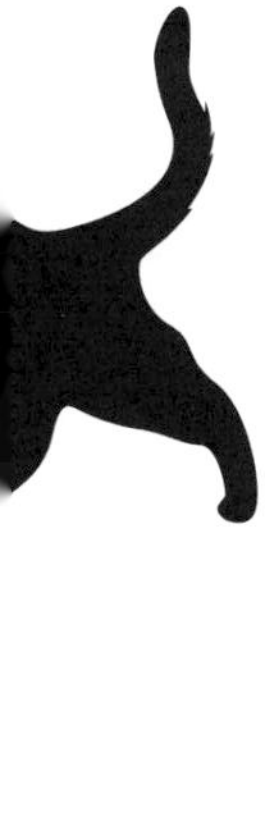

結果費雪和比利再相聚的時間，來得比我們預料的要早。

原先計畫是等上六個星期，到八月初麗茲才將牠帶來給我們。因為在過去兩年裡，我們總想著要搬到一處比較合適的地方，一間位在伊斯特巴爾莫拉（Easter Balmoral）的現代化房屋，就在巴爾莫拉莊園的邊上，離現在偏僻的地點約六英哩遠。我在星期一和麗茲討論後，她建議我們等到新家安頓好了之後，再帶比利回家。她認為要在這麼短的時間內習慣兩處新家，可能會讓牠感到緊張不安。

令人驚訝的是，費雪應對得相當好。在我們去看過比利和小熊後，他就對即將抵達的新伙伴感到興奮不已。費雪的興奮很容易演變成焦慮。不過我們從經驗中學到，處理這種情況的關鍵在於每天早上必須重複向他保證這件事。所以每天早晨，在他自己提到這個話題之前，我們就會提醒他我們曾經說過的話。

「是的，比利會到新房子來，」他會這麼重複說道，有的時候只是一個人自語。他還是將比利和小熊的照片放在床邊，睡前按時躺在那裡看著牠們。似乎這樣就已經足夠。他很滿足於等待。

結果是麗茲無法等下去。在我們去她家之後的十天左右，她突然打了通電話來。我的第一個反應是恐慌，心裡想著出差錯了。事實是她在這幾天內得接收相當數量的貓，於是她想問問我是否可以快點將比利帶過來。

「我們很樂意，只要妳覺得好，」我說，滿腦子都是她之前說過的話。

「我想牠可以應付得來。就像妳看到的，牠的性子挺好，」她說。「我還需要妳填寫一些資料，」她說。「我可以在這一兩天內找個時間帶牠過去嗎？」

「當然可以，」我說。

於是麗茲和比利在二〇一一年六月二十七日的下午抵達了。出於種種原因，那一天的景象依舊鮮活地留存在我的記憶當中。

那天早上費雪去了托兒所，於是麗茲同意下午才過來。當我們告訴他計畫改變，他顯然很興奮，並且說個不停。

「比利就要來了，比利就要來了，」他不斷地說道。

通常外面車道上的陌生引擎聲，或是前門突如其來的敲門聲，都可能讓費雪失控。他有多少次蹲在廚房的地板上，手摀著耳朵等待郵差送完信離開。可是那天下午在他聽見了一輛汽車停下的聲音後，他馬上衝到窗邊。

「是比利。」

麗茲帶著一只白色金屬籠出現在門口，籠子裡有絨毛鋪墊，以及能讓翻門掀起的滑桿。它讓我想起小時候那位帶著貓到全國各地參加貓展，專門繁殖暹羅貓的鄰居。我會花上好幾個小時和一窩小貓玩耍，那時就經常看到這種漂亮的旅行用貓籠。

費雪很是著迷，急著想見籠子裡的比利。

「比利在籠子裡面，比利在籠子裡面，」當麗茲把籠子提到客廳，開始掀蓋時，他興奮地說道。

「比利出來後可能會想跑一跑，探索一下環境，」我告訴費雪。畢竟牠是一隻貓，總要對新領域展開調查的。

可是費雪太專注於他新朋友待著的籠子，以致於沒有認真聽我說話。

我現在仍可清楚憶起接下來的情景。就如同比利已經和我們生活了大半輩子。就好像這裡是牠的家那樣。麗茲一掀開翻門，牠便從籠子裡跳了出來，草草地看了客廳一眼，然後直奔費雪。

麗茲和我交換了另一個意味深長的眼神。不一會兒，費雪和比利已經開始互動了。

顯然他們彼此都從麗茲家的經驗裡學會了，這一次費雪先有動作，他俯身說「嗨」。然後彎下腰去，讓比利靠得近到足以磨蹭他的臉。不一會兒他們已經緊挨著橫躺在地毯上，輕撫著彼此的臉，就像他們在阿波恩曾經做過的那樣。

那是個豔陽高照的午後，光線從窗戶直射進來，讓我有機會看清楚比利的模樣。牠是一隻長相特殊的貓。牠的毛皮十分華美，是一種有如細粉般的灰色，在臉的中央，從嘴鼻一直到兩眼間有一塊V型白斑。牠的胸部和靠近腳掌的地方長著白色塊，好像穿了雙白色小靴。牠也有奇怪的膚色斑，就長在鼻頭和腳肉墊上面。猛一看以為牠被摳到或抓傷了，細瞧才知道那是天生的。那些部位就是不長毛。明顯地，牠還很年輕，從牠和費雪滾在一起的好動模樣就可以看得出來。

麗茲和我只是坐在那裡，驚呆了，怔看著這一對好幾分鐘。我們沒說半句話。我想，再一次地，我們兩人都清楚知道非常特別的事情發生了。

過了一會兒，我邀請麗茲到廚房喝杯茶，好完成一些文書資料。我們一邊和那些表格奮戰，我一邊瞥見比利正在廚房外的走道上高視闊步。

牠最後決定擴大探查範圍，將頭伸進任何可能的走道和櫥櫃裡。我知道等待著牠的最大驚喜將會是托比。可是當屋子裡最年長的貓科居民現身時，有的也只是小小的嘶嘶吼聲。牠們過沒多久便弄清楚了彼此，轉向自己更感到興趣的事物，對托比來說是窩在臥室裡的一個溫暖角落，認真地好好打上幾個呼。而比利則繼續進行牠的探索之旅好一會兒，然後轉頭回到費雪的身邊。

至於我，一個最值得紀念的日子裡的最值得紀念的時刻，就發生在麗茲要離開的當兒。

費雪並不是完全缺乏情緒的那種自閉兒。他有著甜美的個性，他也可以是很溫暖很多情的。不過在他年紀還這麼小的階段，除了家人以外，和其他人有目光接觸，並且模仿或碰觸他們的情形可說是少之又少。

就在麗茲準備離開的時候，他走向麗茲，用手臂環抱著她，然後說了「謝謝妳」。在此之前，他從沒有觸碰過陌生人，對其顯現任何情感，或者露出一絲感興趣的跡象，自此之後也未有過。可是那天他這麼做了。

我知道那一刻她感動萬分。到現在麗茲還會公開提及這件事，說這是她所經手的安置案件中最突出的一樁。無庸置疑地，我也深受感動。

在我目視著費雪揮手向她道別時，我感覺得到自己已經淚盈於睫。這沒什麼。因為費雪，我不知已經掉過多少眼淚。不同的是，長久長久以來第一次，我因為滿心幸福而哭泣。

＊＊＊

打從有了費雪之後，我的感情生活被逼到了極點。只能說，有好幾次我自己——還有周圍的每一個人——都懷疑我是否撐得過去。

我可以說是相當晚才當母親，在三十歲初頭。克里斯和我是在我二十歲，他二十五歲的時候認識的，並且結婚十年後才決定生養小孩。老實說，我們本以為自己是不要孩子的那種夫妻。我們想要的是沒有壓力的輕鬆生活。他是電工技師，而我則任職於大公司。做為一家法律出版社的培訓員，我必須在安普郡（Hampshire）和倫敦瑞士小屋區（Swiss Cottage，London）的辦公室之間奔波。我們當時住離英格蘭南部海岸漢普頓（Southhampton）不遠的安多弗（Andovor），一間有著三個臥室的連棟洋房裡。我們買這間房是為了投資，而我們樂於住在其中，要感謝克里斯全方位的雜工專業能力，後來我們還清了款項並擁有了這間房。它絕非皇宮，然而卻是我們共築的家。在那裡日子很快活，到國外度假，和朋友交誼，過的是人人稱羨的生活。

有一天，克里斯回家說他想養孩子。這原本是會為婚姻生活帶來麻煩的嚇人之舉，不過就我們的情況而言並非如此，因為我也早就有過同樣的念頭。我來自一個關係非常緊密的家庭，家裡兩個孩子。我和父母親很親密，也喜歡為他們生幾個孫子的這個念頭。當告訴他們和朋友這個計畫時，大家都覺得非常震驚；全都認為我們瘋了。他們可能比我們還要清楚，我們所享受的無憂生活將會因此告吹。但我們不在乎。

我是那種事事都要預先盤算的人，所以一旦決定要這麼做之後，便細細規劃一番：要買的房子，孩子們要住的臥室，學校，假日安排，他們要騎的小馬。那句老話是怎麼說的？如果妳想逗上帝發笑，告訴祂你的計畫。倘若此說為真，那麼祂在看見我這麼憤恨不已的模樣後，一定由衷地大笑。

要我說出口真不容易——懷費雪是一場地獄惡夢。在各方面都如此，無論形狀或形式。第一個問題是我增加了驚人的體重。我說的是「驚人」。最後我重到了必須依靠腋杖走路的地步。準確來說我很嬌小，只有五呎一吋高，所以懷孕到了二十週的時候，我的骨盆已經開始鬆軟。

這又引發出各種問題，首先我必須從安多弗通勤到倫敦工作，而使用腋杖便是一大挑戰。就好像還不夠痛苦似的，我在臨盆倒數計時之際又爆發了妊娠毒血症（子癇前症）。

二〇〇八年的二月底，我被送進了溫徹斯特（Wincheter）的醫院引產，這意味著情況已急轉直下，十分不妙了。老天再次證明了妳的計畫不一定總是行得通。在我的想法裡，自己會自然生產，伴隨我那美麗寶寶出生的是優雅可親的音樂和每個人的微笑。事事都將美好。當然囉，現實完全不是那麼一回事。

我的分娩過程持續了三天，那是我生命當中最漫長最痛苦的三天。到了第二天，醫生為我做了硬膜外麻醉，希望能夠減緩我自到院後就一直承受的劇痛，可是效果不大。第三天，也就是三月一日的早上六點鐘，他們決定施行剖腹產，我被緊急送進手術室。醫生再三保證，費雪和我都會平安無事，而整個過程很快就可以結束。那是我最後知道的事。我被全身麻醉，在毫無知覺的情況下生產。當我醒了過來，被告知生了一個男孩，大號的，重八磅十三盎司。

我想既然我有這些問題，那麼頭幾個小時的為母生涯遠不及完美的話也不令人感到意外了。我在費雪生命中的第一天很不清醒。糟糕透頂。我還記得自己因為用藥和疲憊而神智混亂，當有人和我談到寶寶時，我開始大笑。我說他們是瘋子。「你們到底在說些什麼？我又沒有生孩子，」我這麼說。

＊＊＊

以我和費雪剛出生幾個鐘頭時的合照為證，他們沒有說謊。我看起來精疲力竭。只能說那絕非是張面露喜色的新手媽媽抱著寶寶的光鮮照片。

幸好當時我媽和克里斯在場。克里斯一向是我的磐石，不過即便是他，也大部分時間都處於驚嚇當中，因為他不知道發生了什麼事。有段時間他顯然不知道自己的妻子和寶寶是否存活，整件事情是那麼地戲劇化。總之我不知道要是沒有他我怎麼辦。

在那最初最痛苦的幾個小時裡，真正受苦的人是費雪。就分娩的特性來說，我們兩人都是醫生關注的重點。他們擔心費雪，因為他的頭部腫脹，他們擔心我，因為我失血太多。在這種情況底下，我和他當然無法建立起真正的親密關係。克里斯和我媽抱他摟他，不過每個人都認為我才應該是最先餵他幫他穿衣服的人。問題是我要嘛昏迷不醒、要嘛神智混亂，所以最後還是得麻煩護士來完成這些工作。費雪顯然很懊惱。

我沒有天真到以為自己是第一個碰到生產困難的母親，當然我也不會是最後一個。不過誠心希望我頭幾天的經驗是其他許多新手媽媽無須經歷的。它太可怕了，直到今天我還擺脫不了。

分娩後的第二天，在我比較清醒後，我開始覺得事情有點不太對勁。好似費雪生就氣憤不已。在第二個二十四小時裡，他只會尖聲哭鬧。無論我怎麼做，他只是尖聲哭鬧。

一年半之後，即二〇一〇年的十一月，就在我打算生琵芭時，醫生鼓勵我閱覽生產費雪的醫療筆記。他們認為此舉有助於避免相同的併發症發生。一直以來那段時間都是模糊的，回頭看了那些筆記我才開了眼，清楚知道我和費雪曾經歷過什麼。我自是知道打從一開始就不對勁。事實上，有好幾次我都對護士表示過：「他不太對勁，」我這麼說，我「不喜歡他的情況」，我也評斷他「真的真的對某些事物過於生氣了」。當時我所得到的無意義回應，此時卻對我意義重大。我還記得，有個護士認為我必須再多摟抱他一些！就好像我沒能花上醒著的每一分鐘這麼做似的。

幾天後我可以出院了，我帶著費雪回家，想像他會在那裡安定下來，然而事與願違。回到位於安多弗的家中，他依舊秉持著他在醫院的作為——除了尖聲哭鬧還是尖聲哭鬧。我還是認為他似乎因為某種東西而感到沮喪，有如他的尖叫是帶著憤怒的。我本能地責怪自己。我覺得他好像在氣我，因為我沒有做對半件事。我沒有抱對他，我沒有餵飽他，我沒有穿暖他。做為一個新手媽媽，我原本應該想著如何強化自己和小孩之間的神奇連結，可是我感覺不到那種連結，完全感覺不到。我只覺得我無時無刻都在忙著滅火。

當然，許多教科書都告訴我們，寶寶哭的時候應該將他留在小床上直到他不哭為止。這種做法也許對別的嬰兒管用，可是費雪不買帳。

我無法用「哭」這個字來描述費雪的行徑。「嚎」也許還更恰當些。滿是嚎哭、尖叫和高喊。真是悲慘至極，而我卻無力讓他停下。如果我不理會，他就更上一級，尖叫到臉色發紫，有如莓子一般，而且還會嘔吐。

這種行為所引起的壓力和焦慮對我造成了極大的影響。我和我媽非常親近，所以一從醫院回到家裡，她馬上就過來同住，然而這種安排並沒有持續多久。只過了一天左右，我便送走了她。我們兩人的關係沒有任何問題，我們處得極好，可是我卻不要有人在我的身邊。我覺得焦慮、疲憊、有罪惡感，或許還加上另外數百種的情緒，這些全都混雜在一起。那時的我並不知道這只是我即將度過漫長的半自願孤立旅程的開端。

我媽自然很憂心。哪一位母親不會如此？她知道我在地獄中掙扎，所以她不時地和我通通電話。然而在言詞中我讓她更加憂心了。

「我不喜歡費雪，」有一天我這麼對她說道。

「妳這是什麼意思？」她問。

「嗯，我以為只要是人都會愛自己的寶寶。不過我就是不喜歡他，」我說。

回想起來真令人感到吃驚。然而這同時也誠實地反映出當時我的感覺，以及身心狀況。我的情況不好，隨著接下來的每一天、每一週、每一個月，只有愈來愈糟。

我時常自問：**我哪裡做錯了**？加上一些其他因素，更堅信我對我的生命犯下一個最大的錯誤。

我度過了十年的快樂婚姻生活，有一個喜歡的好工作，還享受很棒的社交生活。現在我卻獨自照顧一個一天二十四小時、一週七天都會不停嚎哭和嘔吐的小嬰兒。逐漸但確定，我的孤立感開始深化。

我的許多計畫化為烏有。例如，我原本期待將新生寶寶帶到辦公室。我是辦公室裡三個孕婦中的一個。其他兩人比我早生，她們進到辦公室來，我們會一起逗弄她們的寶寶。很快就輪到我了，我這麼對自己說道。

可是在照顧費雪的頭幾個星期裡，我想都不敢想。我不能讓別人抱他，因為我知道他會扯開喉嚨放聲大哭。我也知道我們的辦公室很忙，往專業上考慮，我也不能帶個像費雪這樣的寶寶到那種環境。這樣是不對的。他會把那個地方哭垮。

同事老寄電郵給我，問我什麼時候帶他過去，而我便不斷找著藉口。在某種意義上來說，我有一個秘密，一個我不願呈現在世人面前的小孩。很可悲。同時也是不對的。

然而，就在費雪出生的幾個星期後，我找到一個完美的藉口。如果我住在距離舊辦公室五百英哩之遙的蘇格蘭高地呢？

最低點

Rock Bottom

現在回想起來，我認為費雪的出生和剛回家的那幾天是我生命當中最匪夷所思、最有壓力的一段日子。接著克里斯在巴爾莫拉莊園找到了一份工作，成為女王的電工，這可說是匪夷所思到極點了。

某天，我開始在網路上瀏覽「高地小馬」（Highland Ponies）！我知道聽起來很奇怪，可是照顧費雪已使得我身心俱疲焦慮不堪，我唯一的逃避方法就是觀看那些會讓我想起過去快樂時光——並且再次對未來燃起希望——的影像。打從我是個小女孩開始，我便瘋狂熱中於馬匹。我仰慕牠們，尤其喜歡高地小馬。所以有一天，在費雪短暫睡著後，我開始上網瀏覽牠們。總之我注意到巴爾莫拉莊園也有漂亮的小馬，於是便轉往莊園的官網。

迷失在幻想世界裡的我恰巧看見一個「職缺」的連結。我也不知道為何會點了進去。實在無法想像他們會有個為高度緊張的母親而開，照顧可能蒞臨的皇家寶寶的職缺。打開這個新網頁後，我最先印入眼簾的是一則「徵電工」的廣告。

我知道此時克里斯的生活並不如意。他是一個相當隨和的人，具有冷幽默感，以及和每個人相處的能力。不過他已經厭倦了日復一日地到別人家裡牽電線，改裝廚房電路。不過當我指著那則廣告給他看，並且說他應該應徵那份工作的時候，他只看了我一眼。

「嗯，可是，」他嘲諷地說道。「那不像是我這種普通人會得到的工作。」

「不應徵怎麼會知道？」我說。

「好吧，我寄份履歷過去看看，」他說。所以我們寄了一份履歷，狂亂就此展開。

不久以後我們收到一封電郵，詢問克里斯是否可以到巴爾莫拉進行面試。我未將蘇格蘭完全摒除在外的一個理由是克里斯的母親住在那裡，就住在北海岸。所以他先到因凡尼斯（Inverness），然後南下巴爾莫拉面試。

克里斯說面試過程很順利，在離開時彼此還說了要保持聯絡這類的話。他不怎麼把那些話當回事，不過就在他回到因凡尼斯機場時，手機響起。

「我們決定錄用你，你可以從四月底開始工作嗎？」他們說。

克里斯不知所措，我也一樣。此刻我們才驚覺還有許多現實面需要理會。這份工作會提供一間房，無須頭痛住的問題。不過我們仍得面對如何出售舊家，收拾家當，一路搬運到巴爾莫拉，那可是十一小時的車程。更別說還有一個年幼的問題寶寶需要照顧。有點驚訝我那段時間的記憶差不多是不存在的。整個來說模糊一片。

* * *

難以抹滅地刻印在我腦海中的，則是開車北上蘇格蘭的那趟旅程。大多數的嬰兒會隨著引擎的舒緩聲以及汽車的輕柔震動而睡一路。費雪可不如此。泰半的旅程他都在尖叫。回頭想來，現在我知道汽車對他來說過於刺激，他要審視的東西太多了。

抵達巴爾莫拉後，我們受到莊園主管的歡迎，他的正式頭銜應該是居所管家，不過員工通常只以管家稱呼。他導覽這處寬闊的環境，開車經過巨大且帶有塔樓的花崗岩城堡，那裡是女王夏日度假的住所。洛赫納加山和群山仍見皚皚白雪，春天剛才緩慢地到來，然而美麗景色仍令人驚嘆，有如置身童話仙境。我也因此好像有了好心情。

克里斯接著帶我到莊園邊上、即將要入住的小屋。他真的對這個工作條件感到十分興奮。

「妳會喜歡那裡的，」他曾這麼告訴過我，將它描繪成高地森林中央的一棟完美小屋。「沿著路甚至還有一個湖泊。」

然而當我們在房子邊把車停好後，感覺卻很不一樣。事實上是一棟小小的石造平房，挨靠在大片林地中央的一小塊空地，就位在通往莫克湖（Loch Muick）的路上。附近還有另一間平房。就這樣。

我的心沈下去，我感到空虛。我無法分享他的興奮；根本無法分享任何情緒。所以我只是看著它，說：「我不喜歡它。」

「妳這是什麼意思？房子很美呀，」克里斯說，滿心震驚。

現在回想起來，我的語氣聽起來一定很不知感激。可是我完全明白自己為什麼這麼說。幾個星期以前我才生下一個寶寶，而且是在艱難的情況下。事實是現在要我住在荒郊野地可不怎麼妙，不過這不是主要的問題。我非常不快樂，而且，雖然我還未真正領略到，我非常不舒服。

* * *

我們在二〇〇八年的四月搬進去。結果另一棟平房的居民是一位退休公務員，是莊園的前任會計。他是很親切的男人，不過卻沒有興趣花時間和新手媽媽以及她的哭鬧寶寶相處。

若從務實的觀點出發，這間房子對克里斯來說也不那麼完美，因為到巴爾莫拉他得開上二十分鐘的車。他必須隨時待命，只要莊園一出現問題，他便一頭栽進去，有的時候連續幾個鐘頭都不見人影。

剛開始的那幾週，我似乎是日日夜夜都獨自待在小屋裡。如果幸運的話，克里斯會在早上七點四十五分離開，約莫下午五點四十五分回到家。打從他一踏出家門的那刻起，我便坐著等他回來。在此同時只剩下我和費雪，而無論我怎麼做，他只管嚎叫一整天，每一天。

就拿氣候來說吧，第一個晚春和早夏有如田園詩歌般美麗。你可以坐在那裡聽著山腳下的河水流動；你也聽得見鳥鳴。對多數人而言，這有如置身天堂。可是我卻像住在地獄裡頭。

儘管沒有用，費雪還是讓我忙著嘗試用各種方法來安撫他。現在我算出他喜歡以兩小時為單位基準。所以他會睡上兩個鐘頭，然後醒來兩個鐘頭，再睡上兩個鐘頭，然後再醒來兩個鐘頭，以此類推循環下去。晚上他會睡久一點，不過也長不了多久。他醒來的那兩鐘頭裡我異常忙碌。他需要換尿片餵奶，等到我哄得他安靜下來，不再哭鬧時，又到了再次開始重複的時間了。

每一天的每一分鐘都是挑戰，費雪不會像其他孩子那樣和人溝通。如果妳對他發出一個聲音，例如躲貓貓似地「喵」一下，他沒有回應。通常母親和小孩間的神奇連結就是在這種時候建立的。可是我得不到一個微笑或咯咯笑聲或嘗試模仿或其他這類妳會期待的東西。他沒有任何回應，做為一個母親，我對於這種情況真的很心煩。

相反地，他的溝通方式只有一種。他不會指出或發出聲音來告訴我們他要什麼，他只會尖叫。

「妳怎麼知道他想要什麼？」有一次我媽這麼問。

「讓他尖叫到我猜出來為止，」我說。

真是如此。有的時候我會懷疑自己是不是在參加那種必須猜到正確物品為止的猜謎遊戲節目。

「你要這個嗎？」我會這麼說，手裡拿著他的杯子。

「哇哇哇，」他尖聲喊叫回來。

「不是，好的，那你要這個嗎？」我再拿一塊餅乾說道。

「哇哇哇，」

「不是，嗯，那你要這個嗎？」拿起一個玩具。

「哇哇哇，」

一直問下去，透過「嘗試與錯誤」（trial and error）的方式，或是克里斯和我相當陰鬱的「嘗試與驚恐」（trial and horror）說法，反覆試驗直到得出正確答案為止。十分累人。

所有這一切都說明了我被困在那棟小屋中。不能到任何地方或做任何事情。

我的唯一逃避之道就是把費雪放進嬰兒車，散步到有著一棵大樹如畫般美麗的地方。若有微風，他便喜歡看著大樹晃動，為搖曳的樹枝以及風吹樹葉的沙沙聲感到著迷不已。這是我所知道安撫他的最佳方法。我甚至可以將他留在那裡，偷溜回家喝杯茶。我知道聽起來很嚇人，但我無法形容那偷來的幾分鐘平靜，對我而言是多大的解脫。

那個時候，我只是日復一日地活著。可是我知道不能這樣下去，所以我幾乎立刻就要克里斯問問他們，能不能讓我們搬到一處不那麼隔絕的地方。但他們說沒有其它地方了。所以接下來的七個月我必須努力活下來。而我幾乎無法。

再回想起那時的生活，現在的我清楚知道自己病了，也無法正確思考。只要記起當時曾掠過腦際的一些念頭，我仍感到無比震驚。我終於在克里斯工作完回家的某個晚上盪到了最低潮。

我和費雪又度過了艱難的一天，於是決定外出散步。我往那條通往河流的路走去，步行到一座橫跨在湍急河水上的綠色鐵橋。那裡也有令人驚嘆的美景，是高地天堂的一小角。可是我卻沈浸在私人的地獄裡，對其視而不見。

我在那裡站了一會兒，任由思緒翻飛，**如果我從這座橋上跳了下去，會有人在乎嗎？這重要嗎？**

我只感到孤立和寂寞。我很絕望。過了一陣子，不知道多久，我盯著河水看，想著如果跳下去讓漩渦帶我走會怎麼樣。我是不是就這麼跳下去呢？再一次地，我的思緒亂成了一團，可當時的我卻不自知。

在某個時間點，我看見克里斯和家人的影像——特別是費雪的。我知道我不能對他們做出這種事。那天晚上回到屋內，我覺得自己好像已經到了最低點，其實根本還早得很呢。

＊＊＊

對我來說，搬到蘇格蘭後，少數正面的幾件事情是，這裡的保健訪視員親切許多，也比較能夠理解我。我和英格蘭的保健訪視員不對盤，導致後來幾乎無法繼續下去。他們既不準備認真傾聽，也不嚴肅看待我所關切的問題。無論我說什麼，似乎都是錯誤或天真的。好像我什麼都不懂似的。

例如，費雪從一出生會吐奶。我告訴他們我很擔心，並且懷疑他可能不能耐受乳製品。可是他們說「不要傻了。」他們不建議食用不含乳糖的嬰兒牛奶。他們的驚人答案為：費雪不過是個會「腹絞痛的男孩」，然後開治療絞痛的藥水給我。當然，等他再大個幾個月，我便讓他改喝豆奶，之後情況稍有好轉。

我覺得他們有一種非常老式的「妳只好這麼繼續下去」的態度。當我提到費雪會尖叫不休時，他們只說「他就是這個樣子，而我最好習慣。」

到了蘇格蘭後，情況馬上改觀。在我抵達巴爾莫拉，而費雪甚至還沒有登記之前，我就見到了一位名叫珍妮的保健訪視員。若要說她救了我一命也不為過。

珍妮有著可愛隨和的個性，我發現自己會向她傾吐。她從不待我如一個發了瘋的母親，她聆聽我的話。沒錯，事實是我得了產後憂鬱症。珍妮知道，其他人知道，只有我不知道。我就是不接受這個事實，主要是因為對我而言，這便意味著放棄對生活的掌控。

珍妮和我的醫生開了一些藥丸，好幫助我對抗沮喪，可是我不吃。我覺得我沒有什麼不對。

我就是不肯吃藥。而我的防衛性變得非常強。

「妳是說我是一個壞媽媽囉？」我喝叱。

沒有人能夠說動我，老實說。

當夏天降臨，我決定自己需要稍做休息，便動身南下拜訪住在艾瑟克斯的家人。

和費雪在地獄住超過了三個月，加上將近兩個月在蘇格蘭高地的孤立生活，我和克里斯的關係會緊繃一點也不足為奇。他外出做事，做的是自己夢想中的工作，他很快樂，而我卻瀕臨會做傻事的邊緣。可憐的男人。他想盡辦法為我打氣，在家幫忙。然而卻不管用。他真的很難做；他不知道該怎麼做。

我媽求我去看她，最後我屈服了，決定和費雪一起飛過去。在離開前我和克里斯大吵了一架。至於吵些什麼，我甚至不記得了。唯一記得的是，出於某種原因，我將醫生開給我的藥放進了要帶走的提包裡。我們曾為此爭吵過無數次；克里斯認為我應該服用那些藥丸，而我則堅信那只是在浪費時間，我不需要它們。之所以帶上這些藥丸，我只是賭氣，好像在說「看，你現在高興了吧？我把它們也打包帶上了呀！」

在我媽那裡的第一個晚上，費雪睡在他的旅行用嬰兒小床上，我把他並排放在身邊一起入睡。和往常一樣，他哭了又哭，哭個不停。這不奇怪，會吐也很正常，他吐了。於是我爬起床，幫他清理乾淨，換了床單，然後試著再回去睡覺。我處理得差不多的時候，他又來了，可是這次有點不尋常，他沒有哭。此時已是凌晨的三點三十分。

直覺地，我知道不對勁，於是將他清理乾淨，換了床單以後，我叫我媽起床。她看了他一眼，然後跑去找溫度計。費雪的體溫真的很高，高達四十二度，現在他開始不停嘔吐，吐到最後連液態物都吐不出來。他開始乾嘔。

我媽馬上撥打「國民保健服務專線」（NHS Direct），和大家一樣先回答一百萬個問題。他們說給費雪小口的水喝，等一小時後再看情況如何，不過我們旋即明白這麼做完全沒有用，於是我媽暴怒不已，再打了電話過去。

「你們一定得做點什麼。這個嬰兒病得非常非常嚴重，」她對著電話吼叫。

此刻日光已現，當地診所也開門營業了。我們打了電話，值得讚許的是，醫生很快就過來了。她看了費雪一眼，然後說：「他需要送醫院，現在就送。」

當時我爸媽就住在索森德醫院（Southend Hospital）轉角，所以我們在五分鐘內便抵達了那裡。

這麼說一點也不誇張，那時候的費雪看起來像是死了一般。他的皮膚不再是白色的，成了暗沈的灰色，實際上他已無生機，幾乎沒有了呼吸。費雪已經有好幾個鐘頭不再嘔吐，也不再哭鬧了。

醫生們緊急將他送進急診室，他馬上被插滿針頭，並裝上一堆管子，方便他們注入液體和藥物。而我則一臉茫然地坐著，完全無法思考。

幾個小時過去，一位醫生過來找我，說費雪罹患嚴重的腸胃炎。他不確定已造成的傷害有多大，不過他希望能夠令他復原，並說接下來的二十四小時是關鍵。

他們允許我坐在旁邊陪著他。護士把他放在一張特製的高科技墊子上，以便監控他的心跳和呼吸頻率。它顯示費雪有心跳，勉強有，他也在呼吸，勉強能夠。事情發生得如此之快，讓我喪失了時間觀念。第一天晚上，我待在醫院陪他。就在我獨自坐在那裡的時候，事事物物紛沓湧現。突然間我明白了過來。

我看著費雪，躺在那裡，然後想：**你一點也沒有錯**。

一直都迷失在這片迷霧中的我突然間看得清楚了。我根本沒有把問題處理好。我的心裡充滿了憤怒，而且還將它導向錯誤的方向。我對著親近的人猛揮鞭子：對著克里斯、我媽，尤其是對著費雪揮鞭子。

我清楚記得我是這麼想的：我的寶寶就要死了，我卻這麼對待他。每一件事情我都怪罪他。**根本不是他的錯**，可憐的小東西。他到底做錯了什麼？完全沒有。

那是一個轉捩點，一個我必須觸及的最低點。而我知道我得牢牢握住這個契機，在事情太遲以前。

人腦的運作很奇妙，一次的危機竟能促使妳去面對自己的真實狀況。我坐在那裡，瞭解到這個寶寶有多珍貴，而我有多愛他。在過去的幾個月當中，或許部分出自於我的憂鬱狀況，我丟失了這份愛。現在我只知道必須關愛他，給他一個機會。突然間我覺得憤怒消退了。所有的事情都雲消霧散。這真不可思議。

第二天早上，費雪也有所變化。他們注射了多至荒謬的液體到他體內，就像小孩經常會發生的那樣，他來了個大轉彎。上一分鐘還在鬼門關前徘徊，下一分鐘他已經好轉。

「寶寶們很神奇，他們會急速惡化，也會很快地康復，」醫生捎來費雪恢復得不錯的好消息。

我生出一種奇怪的感覺，混雜著解脫和清明。我完全知道自己該怎麼做了。我把手伸進提包內，拿出那罐醫生開給我的產後憂鬱藥，然後根據標籤的說明，吞下數顆藥丸子。從那一刻起，情況開始好轉。

我媽顯然打了電話給克里斯，讓他知道發生什麼事，於是他跳進車裡直奔過來，在車子裡的那十一個小時，他不知道兒子的生死，不知道妻子的狀況，他和她的關係該如何處理，他是否還能保住這個婚姻。我無法想像他的那趟車程。一定有如置身在地獄吧。

當克里斯見到費雪，警戒地躺在一張床上，如三十六個鐘頭之前，他和我一塊從蘇格蘭啟程時那般活潑的時候，他和我一樣，也放下了心。

克里斯之所以開車過來，是因為醫生懷疑費雪在機場或飛機上感染腸胃炎。所以他們勸告我們要在乾淨安全的環境中將他帶回去。費雪在北上回家的旅程裡睡了好一陣子，經過這番折騰，他顯然還很疲累。

搭車很放鬆，也幫我和克里斯製造交談的機會。我為之前的行為道歉，並解釋了我想通的事情。他是個極能夠給予支持的男人，他告訴我，他真的擔心我，也為我可以聽進醫生的勸告接受治療感到寬慰。之前在醫院裡，我擔心自己的婚姻會完蛋，不過就在我們回到蘇格蘭時，我知道我們之間不會有事。

當然費雪的問題並沒有消失。和他一起生活甚至變得更有挑戰性。我們也在接下來的幾年間愈來愈瞭解他的狀況。不過從那一天起，我已經能夠後退一步，更理性地看待那些問題。在職場上，我一向是個條理分明的人。於是我開始以更合乎邏輯、更有條不紊的方式來應對他的問題。重要的是如何解決問題，所以我會自問「要怎麼做才能讓他克服這件事，我該如何辦？」，這就是我的應對之道。我必須如此。

那殺不死妳的，終會令妳更強壯，這話說得一點也沒錯。的確如此。費雪出生後的頭幾個月很悲慘，不過也很有宣洩效果。從那時候起，我便依據這個哲學過活。我們會落到這種地步不是任何人的錯。不是費雪的，不是我的，不是任何人的錯。我們只能就拿到的牌發落，而現在如何玩這手牌是我的責任，將費雪擺在第一位，就我所能地給他一個較好的生活。每天每天，我都這麼做。

這就是為什麼，在盪到最低點的三年之後，我終於幫他找來了新伙伴比利……

好哥兒們

Peas in a Pod

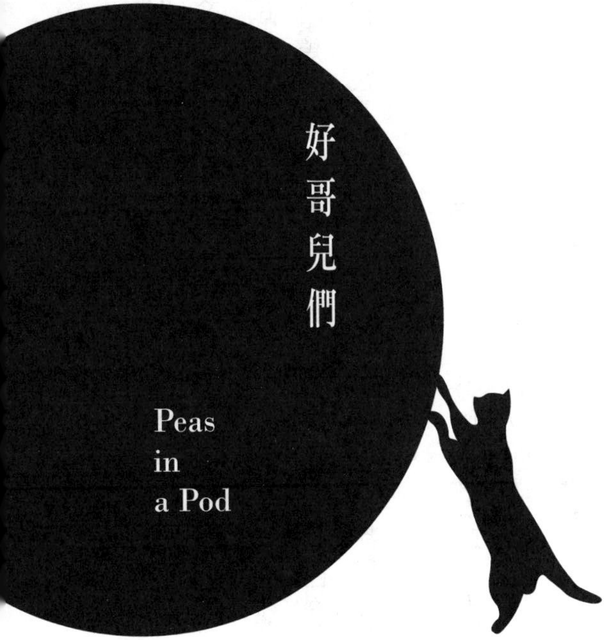

比利的到來真像是吹進生命的一股新鮮空氣。幾乎從牠跳出籠子的那刻起，屋內的氣氛就為之改變——變得更好了。

部分是因為比利較之托比要有存在感；牠更為年輕，充滿活力，同時也比較有個性。在牠剛來的頭幾天，四處遊走，哪兒舒服哪兒坐，就像是已經在這裡生活了大半輩子似的。牠尤其喜歡房子後頭的小小雜物間或廁所，好幾次我都發現牠蜷縮在裝滿待洗衣物的柳條籃子裡。

牠也時不時地就消失在房子周圍，可我們不會為此特別感到憂心。我們希望牠多待在室內些，雖然「護貓」聯盟在將牠交給我們以前就已經打好了預防針，不過還是勸我們把牠留在屋內。可是我們知道比利有顆過於自由的靈魂。幸好開頭的那幾天牠並沒有流浪得太遠。牠對於攀爬房產四周的樹木更感興趣。有一天，透過前廊窗戶，我看著牠飛奔上緊靠路邊的樹頭。那一幕有點可怕，卻也令人印象深刻。牠顯然無所畏懼，在那裡站了好一會兒，於微風中輕輕晃動，察看著周遭的景色，模樣宛如登上帆船桅杆的瞭望台望風一般。

牠在屋內持續對托比敬而遠之，並到樓上去拓展自己的領土。牠憑藉的不是對托比的懼怕，牠只不想被一隻成天懶洋洋的貓兒給煩到罷了。比利亟欲主動，想要做點什麼，尤其是和費雪在一起的時候。

這是比利在我們日常生活中的另一個立即效果。牠提供費雪我所希冀的那種簡單而不複雜的陪伴。我沒有期待牠能做多少。畢竟牠只是一隻貓，是一隻獨立性極強的動物。我只想要牠成為費雪的朋友，而牠卻做得有聲有色。

這一對一日不見如隔三秋，他們馬上接續前兩次的會面，迅速熱絡起來。他們每天都要花好幾個鐘頭在一起，而每當費雪從托兒所或醫生那兒回來後，他們的熱絡勁兒就像失散已久的兄弟再度重逢一般。

比利甚至養成睡在費雪附近的習慣。因為肌張力不足的緣故，費雪沒有力氣走上幾碼路，更遑論爬樓梯了，所以他睡在樓下。就在費雪嚴嚴實實蓋好了被，夜晚的屋子安靜了下來之際，比利也在鄰近的走道上蜷縮成一團。

早上只要費雪起床，比利就從不走遠。費雪吃早餐，比利便踱進廚房裡。

「我的比利，」費雪會說。

在費雪如此年幼的階段，大部分時間都拒絕和任何人或任何東西互動，每次目睹他們倆的行徑都會深深溫暖了我的心。相較於許多其他事物，這種互動何其微小。然而我覺得它很美好。無異是比利正輕柔地將費雪拉出他的世界。

＊＊＊

只要我一有空就忍不住想看看他們相處的情形。雖然我介入不了，不過卻意識到比利具有瞭解費雪和他需求的本能。

舉例來說，費雪喜歡躺在客廳地板上看電視。我們在地板中央鋪了一塊巨大的方形地毯，他似乎在那裡很能放鬆。而比利很快地就愛上那裡，並且讓自己保持在可觸及的距離內。費雪總是有所回應。他會把自己的頭擱在比利的肚子上，也會蜷曲在牠旁邊。其他的時間，費雪則在比利旁邊蹲踞成球。偶爾我會坐在房裡，啜飲著一杯茶看他們倆互動。而最先打動我的是當他們在地毯上打滾時，比利會不時地偎近費雪，將額頭壓入他的胸部，就好像牠正用頭在撞擊費雪一樣。通常在費雪背部向下仰躺時牠會這麼做，看起來好像要把費雪推入地板才肯罷休。牠似乎知道費雪喜歡這樣。至於是怎麼知道的，我實在不解。

這是我們最近才知道的，關於肌張力不足症的一種現象。費雪因為關節鬆軟而活動受限。他不能像正常嬰兒那樣學走。不僅如此，他也不會爬。如果想移動，他會坐起來拖行。所以實際上，費雪生命中的頭十八個月只是仰躺在地板上。他甚至無法改成面朝下躺臥。

在那艱難的幾個月裡我學會了調適，舉例來說，要換尿片時我會選擇在地板上換，而不是在一張正常的換尿片桌上。這是避免費雪突然脾氣發作的最佳方式。

直到他被正確診斷出肌張力不足後我們才恍然大悟，他這麼躺是因為他需要支撐。需要感覺到他的周遭是堅硬結實的。所以他會背朝上地躺著以便感覺到自己有所接觸，感覺到施加在背脊和腿部的壓力。任何其他姿勢都會讓他覺得沒有支撐，並因此萌生不安全感。我們花上兩年的大好時光才弄清楚的事情，比利卻只花了兩天。總之牠給予壓力，因為牠知道費雪需要。

「他們倆就像一對好哥兒們，」一天在晚餐過後我告訴克里斯。「我想牠比我們要瞭解費雪。」

「我們等著瞧，」他抬了抬眉頭說。「看看當他生氣時牠是不是還那麼瞭解他。」

說得好。

＊＊＊

在比利進入我們的家庭生活後，我們主要有幾個顧慮。一是，在我們家，琵芭也和費雪一樣重要。我們尤其擔心比利會相中她的睡籃，認為那裡是蜷縮睡覺的好地方。你一定讀過那種貓群悶死小寶寶的恐怖故事吧。關於這一點，我們顯然不必擔心，因為比利根本對她不理不睬。牠更感興趣花時間在樓下和費雪待一起，很少會想著上樓探險。

總之，另一個更大、更令人擔心的問題是，當費雪大發脾氣時，比利會如何反應？我擔心這一點，我知道克里斯也對此感到煩惱。特別是他眼見費雪和這位新伙伴已經形成某種相當親密的連結。我們兩人都知道一次嚴重的怒氣發作向來不會太遙遠。如果比利目睹費雪大發脾氣因而跑掉，該怎麼辦？如果在這份新友誼有機會鞏固之前就破裂告終，該如何是好？我們和「護貓」聯盟的麗茲一直保持聯繫，並同意在確定是否讓比利永久留下以前先等上幾個禮拜看看。我們會需要再開一次長途車，將比利送回阿波恩嗎？最糟糕的是，如果我們送走費雪的新朋友，會對他造成什麼樣的衝擊？然而沒等上多久，我們就有了答案。

＊＊＊

七月初的一個晚上，克里斯一如往常，在差不多相同的時間下班回到了家。這時節氣候非常炎熱，那一天尤其悶熱。

「嗨，我一整天都困在沒有通風設備的閣樓裡，我想很快地沖個澡，」當時我正忙著琵芭，他把頭探進廚房說道，而琵芭則坐在她的高椅上喝著茶。

事情發生得很突然很自然，我們甚至沒有人有時間想到這不是例行作息的一部分。每當克里斯下班進了家門，他通常會坐下來喝杯茶。費雪當然馬上就發現了這一點不同。他剛吃完東西，在客廳和比利玩耍。一從樓上傳來淋浴的聲音，他就氣呼呼地出現在走道上。

「爸爸做錯了，」他說，站在那裡，兩腳掌著地前後搖晃著，握緊然後鬆開他的拳頭。

「爸爸做錯了，他不做那個的，」他重複說道，這一次他把手摀在耳朵上。

這種怒氣即將爆發的警告信號我太熟悉了。畢竟我花了三年的時間來見證這些怒氣。所以我知道，到了這個階段，即便克里斯如往常般地走進廚房喝茶也於事無補，太遲了。

我也知道接下來會是什麼。一顆炸彈即將引爆。而我為爆炸做好了準備。

緩慢但確定，費雪的臉色已經變了。雖一點都不好玩，不過有時我必須將它比擬成卡通人物非常非常生氣的模樣。他在幾分鐘內就會放聲尖叫哭泣，而我也會試著安撫他。

若將怒氣強度分為一到十，這種可歸在六或七左右。如果到達九或十的程度，他會把手放進嘴巴裡，啃咬著自己的手指頭，直到口水流得一塌糊塗為止。至於滿十，甚至還會流鼻血。然而讓某個過路人認為我們家有十個小孩同時在尖叫，也是夠糟糕的了。

當比利出現時，這種情況大概已經持續了三十秒到一分鐘左右。牠只走開了一下子，到屋內其他仍可清楚聽見費雪哭喊聲的地方轉轉。

費雪站在走道上，用手摀著耳朵嚎哭。接著比利就轉回到他前面，看著他。

情況真是一片混亂，而牠卻只是坐在那裡全盤接受。牠甚至還用尾巴掃過費雪，就好像試著在勸慰安撫他似的。

費雪起先沒有加以注意，可是過了一會兒他便意識到牠。費雪不會因而停止哭泣，然而這似乎給了比利的一個信號。就在我們慢慢回復正常之際，牠繞著費雪和我打轉。

克里斯出現在幾分鐘後，臉上帶著抱歉的表情，用毛巾擦拭他的頭髮。

「對不起，我沒有細想，」他對我說。

我經歷過太多的脾氣發作，已經麻木了。

「沒關係的，」我說，「好消息是比利沒有被嚇壞。」

「真的嗎？」克里斯說。「我見過托比嚇得躲床底，所以我猜牠一定也會落荒而逃。」

「一點也不，」我說，「真不知道牠在舊房子那邊發生了什麼事，可是這完全不會驚到牠。對於一隻幼貓的表現來說真神奇，不是嗎？」

克里斯連連點頭，然後下樓走進廚房。

「我真的希望我們可以留下牠，不過多給牠一點時間再說，好嗎？」克里斯露齒一笑，終於把水壺擺上，開始煮他那遲來的茶。

他太瞭解我，知道我心裡在想些什麼。

「我知道妳希望牠成為費雪最好的朋友，可是妳也曉得牠是多麼難以預料。我不想再看到妳難過，別忘了太妃的下場。」

我怎麼會忘。

* * *

兩年多前我們養了一隻狗，是「蘇格蘭灰狗庇護所」拯救出來的一隻東非獵犬（Saluki）和惠比特犬（Whippet）的混血小狗。

牠其實是我們為我，而不是為了費雪或克里斯領養的。在被診斷出罹患產後憂鬱症的那幾個月，我決定除了老是對著我哭叫的孩子以外，我還需要其他同伴。那個時候我們已經打算離開林中小屋，搬到巴爾莫拉莊園最邊上，靠近橫跨迪河的橋樑，位在城堡主要入口的一間門衛房。那裡對費雪來說並不完全適合，但至少沒那麼與世隔絕，考慮到已經十一月份，而蘇格蘭冬天的腳步也近，這樣也好。

我一直都很喜歡狗，這一隻更是令我為之傾倒。我幫牠取了「太妃」的名字。當時我感到寂寞，而太妃成了生活中的另一個焦點，我喜歡每天帶上牠，推著費雪的嬰兒車，一起在巴爾莫拉的庭院散步。

有好幾個禮拜，我期盼我可以增加家庭成員，我能夠在那漫長黑暗的未來日子裡有個伴。

不過我們旋即就清楚知道牠和費雪無法共存。那時費雪已經開始在地板上到處拖行。這變成一個問題，因為太妃很會掉毛，在地毯上留下一堆狗毛。我們的貓托比並不會對費雪造成影響，不過他卻對狗的毛髮和皮屑過敏，太妃的掉毛觸發了氣喘和流鼻血。有幾次情況嚴重到我們必須帶他看醫生。

克里斯和我很快便得出一個不可避免的結論。太妃必須送回庇護所。他們十分諒解，並且幾乎馬上就為牠找到了新家。我們同意將太妃送到丹迪（Dundee），將牠移交給一位義工，然後再由那位義工帶到英格蘭和蘇格蘭交界的特威德河畔貝里克（Berwick-upon-Tweed）。開車到丹迪的那段旅程可怕極了。我和費雪坐在前座，費雪在他的嬰兒汽車安全座椅中，而太妃則窩在後座的狗床上，感覺我的心就像是再次被撕裂成幾千小片似的。

我們和義工約在一家大型寵物超市的停車場見面。然而才剛停好車，我就知道自己沒有辦法面對這一切，我太難過了。於是我帶太妃散了一下步，對牠說再見，然後將牠交給克里斯，讓克里斯去移交。回到車上，我試著不哭得太厲害以免惹惱費雪，不過顯然我注定失敗了。

發生時只有一丁點時間，只是這麼另一丁點的小事。我提醒自己，我對自己和費雪所許下的承諾，然後馬上振作起來。在這件事情上我別無選擇。

費雪到了這個發展階段，愈發看得出來他有嚴重的問題。

我確信每位父母都擁有那麼一本書，說明他們的小孩到了某個年紀該達成的里程碑。在他們的發展過程中確實有應該學會走路、說話、自己如廁、自己吃飯的時間點。和費雪在一起，我很快地理解到我可以將那些里程碑全部拋在腦後。他不會達到那些里程碑，不會達到其中任何一個。

做為他的母親，我明白每個錯失的里程碑只是更確定了我已經知道的一個事實：他不對勁。然而要在他錯過了這麼多之後，醫學教授才開始檢測他的狀況。二〇〇九年一月，當他十個月大，他被指給一位骨科醫生，因為他們懷疑他在走路上沒有進展源自於生理上的問題。他只會背朝上躺著。

他們曾幫他診察過，並沒有發現具體異常狀況，於是便將他轉給亞伯丁（Aberdeen）的小兒科醫生史蒂芬醫師（Dr Stephen）。

「自閉症」明顯能夠解釋費雪的許多行為，不過我們被告知他還太小無法確診為自閉症。兒童通常要到四歲才能夠被診斷出來。在那以前事情往往必須靠著戲劇化的發展才會有所進展。

＊＊＊

某個星期一晚上，費雪約莫十四個月大，他躺在地板上如往常般地用腿反覆擊打著。他時不時地變得僵硬。接著便開始晃動顫抖。這個過程不斷重複出現，變僵硬，顫抖，變僵硬，顫抖。他會好上一會兒，然後又開始。這種情況之前我們已經見過幾次，可是沒有像這次這麼糟糕。眼見他如此很令人難過，讓我們非常擔心。我們認為他可能癲癇發作。

我打電話給克里斯的母親，因為當時她的職業是照顧有特別需求的成年人。我知道她對癲癇發作有過一些經驗。一聽我描述完費雪的情形，她就告訴我趕快打電話叫救護車。

事情當然沒有那麼容易。克里斯撥打了「國民保健服務專線」，並且被問及一大堆的問題。他告訴對方關於顫抖和僵硬的現象。他也提及費雪的呼吸不順暢，而我們對他的臉色感到憂心。事實上，他那時已經轉為灰白了。最後他們決定派一輛救護車過來。

護理人員也同樣關切我們的顧慮。在抵達醫院的最後十分鐘車程裡，我發現救護車閃起藍燈，因為費雪的情況變糟了。不過他馬上交由可靠的人診治。過了一會兒，一位醫生過來見我們，他說很確定費雪不是癲癇發作，不過目前他還沒有得出其他答案。他建議我們讓費雪住院觀察，而這一點最令人感到挫敗。我們真的很擔心。

巧的是我們已經和史蒂芬醫師約診了，就在兩天以前。我們在一個月或更早之前便來就診過，那一次她要求我們觀察費雪，如果能夠的話，將他的情況拍攝下來。克里斯捕捉到一兩次的哭鬧影像，以及那些奇怪的發作時刻，我們正打算在下一次會面時讓她看看。

星期一晚上我留在醫院陪伴費雪，克里斯則回家去，並在第二天帶著手提攝錄機，和他的母親一起回到醫院。

星期二一早，就在我下樓吃早餐，史蒂芬醫師碰巧帶著一組人員進醫院。嚴格說來，我們應該再過一天才能見到她，可是她決定當下立即為費雪做檢查。克里斯那時已經到了，於是下樓找我，留下他母親和那些醫生一起檢視影片。

醫生們將影片反覆看了三、四遍，他們顯得憂心忡忡。在我們回來時，史蒂芬醫師已經斷定那不是醫學上的癲癇發作。

「那是某種自我滿足的行為，」她說。「我想我們得讓費雪住院，做一些更精密的檢查。」

那一刻對我們而言意義非凡。因為醫學當權者的注意力被觸動了。自此之後，費雪接受了核磁共振掃瞄，以及腦電波紀錄檢測，他的頭部布滿了測量腦波的監測點，看是否真有癲癇徵兆。幸運的是並沒有。

同時，就在「癲癇發作」的幾個月後，二〇〇九年的八月，亞伯丁兒童中心的一位醫生邀請費雪前去接受為期一週的檢驗和觀察。那或許，在一定的程度上，是費雪生命中最重要的七天了。

克里斯好不容易請到一週的假，因為當時女王就住在莊園裡。我們每天花上一個半小時開車到兒童中心，這間為特殊兒童所設立的實驗托兒所。那棟大樓同時兼做身心障礙兒童中心，走進去會有一種很正面的感覺。牆壁上滿是讓孩子感知的物件，可以轉動的木輪，走上去會有所感覺的隆起，全依小孩的高度打造，十分管用。

對費雪來說，走進一棟有著許多長走道的新建築物令他感到怯步，不過這些和他等高的事物消弭了他的恐懼感，我認為他們的設計相當聰明。他們也在一間大遊戲室內沿著整面牆設置了單向鏡，克里斯和我可以坐在鏡子後方觀察費雪。

費雪不是唯一接受評估的小孩；包括他在內總共有六個孩子。他們的年齡全在五歲以下，不過費雪是其中最年幼的一個。每個孩子都配有一位托兒助理。他們接連看過一位語言治療師、一位心理醫師和職能治療師。這些人花了一週全方位評估費雪的行為。例如，他們會想看他對不同肌理的反應，所以鼓勵他玩些刮鬍膏、果凍、沙子、水、顏料等等一些亂七八糟的東西，看看什麼讓他投入，什麼則否。他們同時也觀察我們與費雪的互動和說話方式，然後單獨和他相處，接著再個別和我們交談。

有好幾次我都想笑，真的。

「妳似乎本能地知道他要些什麼，」有人這麼對我說。

我只是笑一笑。

「不，我被嚎哭了十八個月，」我說。「他從來不會直接要求任何東西。我只好學習辨識他的需求，不過他是一個極度執著於例行作息的小孩，而我清楚他的例行作息，」我解釋道。

說句老實話，他們察覺到了許多我們從不曉得的事物。例如，我們知道費雪的視力很好，可以看見很遠的東西，可是我們卻不曉得如果你指著某樣東西，他會拒絕將視線往那裡擺。在和護士的通力合作之下，他不再如此。此外還發掘出了其他許多頗為真實的見地。

舉例來說，有人評斷費雪對於不做什麼要比想做什麼來得更堅持。聽到這裡，我不禁不住點頭。在我們開車外出時，就拿這個例子來說吧，他絕對不讓自己睡著。坐在嬰兒推車或躺在不屬於他的童床上也是如此。就好像他為此做了一個有意識的決定：**我知道你要我做什麼，可是我才不想呢，我要拼上我的每一分力氣，說不做就不做。**

那個禮拜很奇特。看著人們對費雪說話、與他互動，然後在寫字板或記事本上猛記筆記，在在顯得十分怪異。就某方面而言，對於讓陌生人將費雪當成天竺鼠般看待，我覺得有罪惡感。可是我們也想知道答案，而這是獲得答案的唯一方法。

那個禮拜即將結束之際，克里斯和我被請去亞伯丁，和那些專家們坐下來討論費雪的未來。我想那一天在我的記憶裡永遠不可能消失。

我們把費雪和克里斯的母親留在家，然後開車前往亞伯丁。我們走進那間房，看見圍繞著巨大胡桃木橢圓形桌坐著有十二、三人。他們是一群診治過費雪，並且各有所長的治療師和專家們，而每個人都有話要說。這些話都總結在會議一開始我們就拿到手的那份大堆報告裡面。

要讀完那份報告絕不輕鬆。

書寫內容再次確認了我們已經知道的許多事情。臨床心理醫師指出他沒有辦法和陌生人互動，只要有陌生人出現在家門口就會感到害怕。我們點頭如擣蒜。因為連有人無預期地上門查電表，我們都必須花很長的時間來安撫他。

報告中也提及費雪的社交溝通能力嚴重受限，侷限在二十五個字以內。再一次地，我們都知道這一點。我當然也知道他還有其他二十五種的尖叫和嚎哭形式，是他獨特的溝通方式。

醫生們同時也指出費雪對於日常生活中會使用到的許多物件特別在意，尤其是他所使用的杯子。他必須喝光那杯的東西，如果沒有喝到就極度不穩定，他們這麼說。又一次確認了我們已經非常熟悉的一個事實，在找到費雪喜歡的杯子以前，我不知已經買了多少打的杯子。到現在家中的架上仍堆滿了被他拒用的杯子。

總之，還有一件我們不知道的事實則與他在八九個月大時的奇怪舉動有所關聯。他不時會把膝蓋往身體頂，然後再非常用力地將腿甩向地板。這個情形是我們的醫生記錄下來，並在當週和我們會晤時提及的。那時醫生認為它是一種「強直性四肢僵硬」所出現的表徵。惶惑的是這些醫生現在不同意醫院在幾個月前的判定，並且覺得那也有可能是「癲癇發作」引起的。

我們知道結論很關鍵，因為它會對費雪的未來造成巨大的衝擊。而它證實了我們的恐懼。

報告歸結出費雪，用他們的話說，「歸在於自閉症光譜量表的範圍內」。報告也說他有行為問題，並且給了他的四肢現象一個名稱，也就是我們這幾個月以來已經耳熟能詳的「肌張力不足」。

我們和一桌子的專家談論，消化所有的發現，不過覺得那判定很該死。它沒有釐清費雪是否能夠走路或行動自如。他們只說治療或許有用，但不保證如此。顧問之一甚至堅信治療效果取決於費雪。他說費雪的意志堅強，「只要他準備好了就做得來」。

至於他將來的教育問題則比較明確。「費雪不可能到主流學校就讀」，顧問之一說。我一直記得那句話，鮮活得好像才在五分鐘以前說過。也如同在我和克里斯兩人的心臟上狠狠地刺上了一刀。那位女士沒有惡意，她只是忠於職守，直白地說了出來罷了。我們或許不喜歡，不過卻必須聽進去。

在許多方面，它都是矛盾的一刻。一方面，克里斯和我傷心欲絕。為人父母，妳總是對妳的孩子懷抱著許多希望和夢想。而我們在亞伯丁那房間裡的那一個半鐘頭，就被澆熄了無數希望和夢想。

可是我又感覺到一股強烈的澄清感。這麼長的時間以來都沒有人聽進我說的話。現在蘇格蘭有一群在其所屬領域上備受尊敬的人們證實了我這十八個月來的疑慮。所有那些認為我過度反應，或是瘋了的人都錯了。

還有另一個正向效應。費雪的診斷結果意味著我們在照顧方面會得到許多幫助。在長達一年半的孤軍奮戰之後，我將得到心理治療、職能治療、語言治療等各種形式的專業協助。

巴爾莫拉莊園居所管家也很幫忙。他總關心著費雪的情況，在我們向他解釋診斷結果之後，他便急欲幫上任何能幫的忙。

門衛房並不理想。首先是費雪沒有辦法自己爬樓梯，要進出他的臥房，如果克里斯不在的話，我就必須一個人抱著他上下那長而老舊的石頭階梯。那座樓梯本身就有幾處轉折。抱著一個軟躺在手臂中的小孩是很大的挑戰，有好幾次我都覺得自己像是扛了十噸重的貨物在爬山。

除外，它還是一棟非常老舊陰冷的石屋，這意味著費雪在地板上活動會很寒冷。是鋪著地毯沒錯，不過石板下有一空隙，所以早晨和夜晚的時光地上冰冷無比。

最後但同樣也很重要的一點是關於光線的問題。醫生立即採取的步驟之一，甚至早在我們到亞伯丁看病以前，就是給費雪一張特製的矯正椅讓他有額外的支撐力能夠站起。問題是家中窗戶的位置相當高，他無法看出去。他的新治療師同意克里斯和我的想法，這對於一個亟需刺激，不過卻實際上待在陰暗室內的小孩來說並不好。屋子無疑成為他的小小囚室，因為他看不見外面。

當我們向居所管家解釋這一切後，他告訴我們會幫我們留意，並提及一個他認為合適的地方，那是莊園擁有的許多房產中的一處，離巴爾莫拉有好幾英哩遠，就在鄰近巴拉特鎮的田野上。一位曾經在莊園工作的老太太住在那裡，現因年老體弱而被送進了療養院。

居所管家詳查了一下，認為它不需要多花什麼功夫；屋況良好，窗戶很低，而且光線充足。它對我們來說是一大改進。那房子真幫了我們一把，尤其是在費雪開始進行各種治療的當兒。

＊＊＊

現在回想起來，我認為那段時日是我們真正的突破期。一年半以來我們全靠自己。我們知道情況不對勁，可是並無從找到真正的專家和專業協助來瞭解費雪的問題，更遑論解決問題了。官方診斷改變了這一切。我們不再感到孤軍奮戰，開始接觸許許多多的優秀人士，其中名叫海倫的物理治療師更為了我們挺身而出。

亞伯丁的一位顧問堅信費雪的站立和走路問題和他的發展有關。他勸我們耐心等待。「時間到了他就會走路，他只是固執罷了，」他說。不過打從海倫開始接手治療費雪，她便告訴我們她不同意這種看法。「沒有那麼簡單，」她說。

海倫馬上看出費雪的膝蓋有問題，它們基本上可以三百六十度旋轉。因為費雪的肌張力不足，肌肉不強壯，所以膝蓋十分鬆動，如果試著在膝蓋上使力，膝蓋甚至會因此崩垮。而他在撿東西的時候也會發生同樣的情形。我們所能想到的比喻就是那種你在夜市和遊樂場常看見的夾娃娃機遊戲，你必須降下它的金屬吊臂裝置，然後試著抓住箱子裡的可愛小熊或玩具汽車。捉到的機會總是微乎其微。在吊臂和玩具接觸的瞬間，它就會垮下，變得鬆軟無力。總而言之是無法抓牢的。費雪的情況就是如此。他完全沒有機會支撐自己的重量——更沒有機會走路。

「這就是為什麼他沒辦法站立的原因了。和他的發展無關，他在生理上無法做到，」海倫這麼告訴我們。

所以她建議幫費雪打造一雙模製的腿部夾板，用來支撐膝蓋周圍的重量。

毫不意外地，那個顧問並不同意，可是海倫不理會。她為我們據理力爭，最後贏了。費雪得到了他的支撐夾板，並且很快就站了起來，走出他的第一步。如果沒有海倫的話，我們可能還要等上幾個月，甚至幾年，才能有所突破。

海倫最神奇的地方是她的氣質。她長髮披肩，戴著晃動的長耳環，很有那麼一點「新時代」（New Age）的味道。她是當時我們的生活中最安定最正面的一股影響力量，而她也對費雪產生了深遠的衝擊。她就是有辦法安撫他。

其他人員必須花很大的力氣才能得到費雪的信任，而且還是會時不時地發生唱反調的情形。他甚至不讓其中的一位物理治療師碰觸到他，而這當然造成問題。

可是和海倫在一起一切都水到渠成。從第一天起她就贏得了費雪的信任。

＊＊＊

當時距今已有兩年了，海倫也繼續接了後面的案子。每當我看著費雪和比利相處的情況，我總不禁要想起她。他們似乎也有著這種立即的連結和相同程度的信賴。自從比利和我們在一起生活，那份信任感便迅速地成長綻放。

當比利安然度過在屋裡的第一週以後，牠便怡然自得起來。到了繁花盛開的夏天，牠已經開始花許多時間探索我們的花園，還有我們周遭的樹木和灌木林。讓我們驚奇的是，此舉幾乎馬上對費雪產生了衝擊。

不幸地，費雪從不怎麼喜歡到花園去。可能是因為他發現那裡令人怯步，畢竟他比較喜歡被包圍的感覺。不過我和克里斯卻為此感到困擾，尤其是在天氣很好的時候。我們喜歡這間房子的原因之一就是它遠離道路，佔地廣達半英畝，其中還包括一片美好的草坪在內。我們有一塊巨大的拼布毯，克里斯會抱著費雪到花園去，將他放在毯子上，讓全家大小都能享受一下美好的天氣。然而他就是不肯待著；不是哭叫到我們帶他進屋，就是以他自己的方式爬至那個他通常會一屁股坐下來轉動推車輪子的門廊上。再次地，他堅持不做我們希望他做的事，並且準備抗爭到底。

某個晴朗的傍晚，大約是在比利抵達我們家後的三個星期，克里斯和我決定到花園裡坐各把個鐘頭。天氣真的很好，陽光透過大片往東邊延伸的松林，仍依稀可見。我們坐在那裡，知道家中一切安好，享受著那珍貴無比的幾分鐘。費雪在裡面看電視。琵芭，目前八個月大，剛喝完她的茶，已經上樓打盹。比利在某處遊走閒晃。所有一切都那麼的平靜，算得上是我們家居生活前所未見的平靜。

我們只在那裡坐了很短的時間我就看見門廊有人影。

「克里斯，看啊，」我說，輕輕地用肘推他。

費雪顯然自己從客廳拖行到了外面，可是他一點都沒有發怒的跡象。事實上，他很安靜，似乎也很滿足。有一會兒，他只是坐在那裡，在門廊上轉動著倒放的嬰兒推車輪子，然而在此同時卻伸長了脖子望向花園。

過了幾分鐘，他挪到了門口，開始掃瞄那片庭院。然後他出聲喊道，「比利，比利，」

克里斯和我對著彼此會心一笑，接著觀看。

費雪從門廊看出去的視線範圍不及整個花園，所以他努力站了起來，歪斜地向庭院走了幾步。他開始掃瞄草地，然後是灌木叢，尋找他的伙伴。

「比利，比利，你在哪裡？」他不時地叫著，

克里斯已經要起身去拿費雪的拼布毯了，可是我握住他的手，告訴他坐下。

「等一等看會發生什麼事，」我說。

突然間，房子旁邊的灌木叢那裡傳出了一點動靜。比利出現了，看起來滿身泥。牠的毛髮上沾黏了一些東西，有點兒上氣不接下氣，好像才剛跑過。牠發現了費雪，馬上快步跑向他。

此刻費雪鼓足了勁下了通往草坪的一個淺階，在草地上走了幾碼。這已經接近他的極限，於是他只好蹲了下來，等待著他的伙伴前來。

「嗨，比利，」他說。然後開始對著牠耳語和說話，用的似乎是他們所發展出來的秘

密語言。

這個時候克里斯走向費雪，幫他移到那張為他擺放的小塊地毯上。比利自然是跟著他。

接下來的二十分鐘左右，這一對並肩躺著，在夜晚的光線中互相摟抱、摔角。對我們而言這是福佑，不只是因為它給了我們一個「太需要」的喘息機會，也因為它證實了我們兩人在過去幾天以來所注意到的情況。

費雪在某些方面只是一個典型的小孩，他尤其對誘因具有良好的反應。如果你給了他一個去做某件事的理由，他多半會去做。比利成為他起床和走動的誘因。好幾次，費雪在看電視的時候，牠晃進了廁所或廚房。沒有一句抱怨或抗議，費雪便站起身來跟隨他的伙伴。如果是出自我們的要求，希望費雪進來廚房或廁所，最有可能的情形是他根本不肯。事實是，比利到哪裡意味著哪裡好玩，所以他必須過去察看一下。

而現在已經進步到費雪會跟隨比利到花園了。

再一次地，對多數父母而言似乎小到不能再小的這件事，卻對我們意義重大。我們非常開心。

那天晚上我們一直在花園坐到暮色降臨。

「妳給麗茲寄過電郵，向她確認比利的去留了嗎？」克里斯說道，我們正看著西方的血紅色天空。

「沒有，還沒有呢，」我說。

「我想妳最好快點，不是嗎？」他說，捏捏我的手。

丟失的紅繩

The Lost Cord

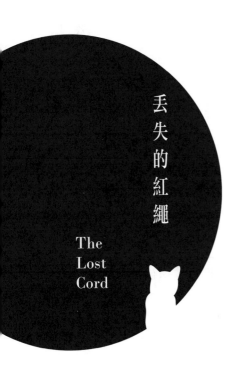

一個八月的早晨，大約十點鐘左右，我拿了吸塵器便進到費雪房間。一個半小時以前，我開車送他到托兒所，現在趁琵芭正開心地在隔壁房間地毯上玩著她最喜歡的堆杯子遊戲，我想要抓緊時間更換他的床單，整理他的房間，然後享用一杯好茶。

這種放鬆的晨休想法就在我走進他的房間，看見他的床頭櫃的剎那，馬上消失殆盡。我的心直往下沈。

「啊，糟糕，」聽見自己大聲叫了出來。「他忘記帶他的繩子了。」

在過去的一年半裡費雪的紅繩子一直是他生活極重要的一部分。

沒錯，很多孩子都有他們依戀的東西，可能是一條毯子，也可能是一隻泰迪熊。天知道我也試著想讓費雪對更正常一點的東西感興趣，可是沒有半樣我買給他的玩具，像這條破爛的打了許多結的十八英吋鞋帶那般讓他著迷。他到哪裡都要帶著它。

它是，就某方面而言，費雪的逃避機制。如果費雪感到焦慮或是憤怒，他會拿起那條繩子當套索般地揮動，藉此從周圍的事物中「開小差」。顯然這是自閉兒常有的舉動——有人稱它為「重複性動作」（stimming），是自我刺激行為的一種。他會站在那裡，手往後伸，然後快速地轉動繩子。即便在我來看也覺得很有催眠效果。我確信這個動作對他起了催眠的效用。當他站在那裡轉動繩子的時候，他完全忘我，自絕於這個世界之外。

實際上這條繩子是他的第二件長條套索物質。這繩子的前身是一段從壞掉的嬰兒推車上取下的塑膠條，在他一歲左右到哪裡都要帶著。他在前往亞伯丁接受評估時也帶著那段塑膠條，讓那裡的醫學專家為之印象深刻。可是自此以後這條繩子便取代了塑膠條成為他的最愛。

我不清楚為什麼會那樣。只知道這和他出生時的臍帶有著極大的關聯。

在費雪開始玩這條繩子的時候，繩子長達數英尺，於是克里斯和我在上面打了幾個結，好讓它變短一點。費雪經常帶著這條繩子上床睡覺，而我十分害怕一不小心它就會纏住費雪的脖子。如果這很可怕，那麼費雪因失去繩子而發出的抗議就更可怕。我們當然緊張，而這是有理由的。小事情就足以讓費雪勃然大怒。我無法想像如果他找不到那條繩子會何等生氣。

所以當我看見躺在床邊的那條繩子時，我便無端驚慌起來。**他一定會大發雷霆**，我這麼想。

過了好一會兒，總之，困惑便取代了驚慌。我很驚訝他為何早先在車上時沒有提到這條繩子？基於某種原因，費雪不喜歡把繩子帶進托兒所，他總是堅持將它留在車後座的一個固定位置上。幾小時過後，當他從托兒所出來，它一定得在那裡，就在那絕對相同的那個位置上。真是奇怪，今天早上他並沒有提到繩子不見了。

我走到廚房，把水壺放上，為自己煮了杯茶，想著這整件事情，此時我的焦慮感消退了些許。

就這麼想吧，路易絲，我告訴自己。如果他想要帶著它不過卻忘了，那麼我一定很快就會知道的。我們在車上的時候應該早就發作了，最有可能的是，我必須轉回去拿繩子。不過啥事也沒有發生，完全沒有呀。

所以我決定靜觀其變，看看繩子是否被其他的東西所取代。費雪不是我們能夠預測的。也許他有了新的逃避機制。也許他找到了另一段繩子。我實在猜不著。於是我只好將其拋諸腦後，繼續做打掃以及早晨的其他例行工作。

我要擔心的事情已經夠多了。莊園那邊最後又提供我們一處真正位在巴爾莫拉莊園內的家，再過幾個星期我們就要搬家了，所以架子要清空，散落的貨箱和紙箱也四處可見。我媽北上來幫我們，真慶幸，可是現在我仍有堆積了兩年的廢物要清理，費雪的房間尤其嚴重。

坐在那裡，巡過幾箱的玩具，我不禁搖頭，懷疑克里斯和我為了費雪到底做過多少徒勞的嘗試。

甚至在他還沒有被正式診斷出來以前，我就搜盡了所有的網站，尋找適合自閉兒的感覺玩具和其他玩具。但沒有一樣能吸引他的注意。他的臥房地板有一張被克里斯和我堆得滿滿的亞麻布，上面是設置有醫院、消防站以及各種建築物的一條道路。我們認為他會在地板上消磨很多時間，而且他又有許多汽車。我們想像他坐在那裡，像個正常的男孩，在那條路上開著他的卡車、救火車和汽車。可是這種情形並沒有發生。無論什麼時候走進他的房間，我們會發現他坐在那裡，把車子倒放過來，轉動著車輪子。要不就是完全無視那些玩具，然後揮舞著那條該死的繩子。真令人氣餒。

所以過了一段時間以後，我學會不再買新的玩具。我並非吝於購買，只是不知道什麼才管用。如果我們有機會外出，然後又在某個慈善二手商店看到了某件東西，那麼我會說「試這個看看吧」。因為真的很難說。

倒是有幾次奇特的成功經驗。我買給他最棒的東西之一是只花了二十五便士的巴伯建築工人捲尺。那捲尺是費雪自己發現的，是我們在巴拉特鎮的慈善二手商店超值箱裡翻找出來的。他會花上幾小時的時間把玩那捲尺。他會坐在那裡，將捲尺拉出來，然後再捲回去。類似那樣的東西對費雪極具吸引力，我說的就是那種可以重複，可以一而再、再而三作用的機械裝置。

不過大多數的玩具都以失敗告終。這個早晨，當我清理他的房間時，我看著那有著塑膠魚在裡面的泡泡燈，是我為了給予費雪一些感覺刺激而買的。我把它擺在房間的一個角落，和一些由費雪的一位治療師推薦，有助於增強協調能力和肌肉動作的互動玩具放在一起。可是他幾乎不知道那盞燈或是那些玩具的存在。他很少坐到那個角落去。

約莫一個鐘頭之後，我開車到巴拉特鎮接回費雪時，我真忘了那條繩子。他也沒有提起。

直到那天晚上我和克里斯談話時才又提起這檔事。我告訴他我的發現，一絲驚懼快速地閃過他的臉龐。他太清楚費雪如果不知道繩子在哪裡是不會到學校去的。那天晚上當我們送他上床睡覺的時候，我們兩人都看見那條繩子就放在早晨的那個位置，在櫃子上。

當晚直到臨睡前我們都還覺得納悶，可是並沒有過度擔憂。畢竟這是費雪的世界。我們在很久以前就學會了期待意想不到之事。

如果前一天費雪玩那條繩子玩得很晚，早上走進他的房間，我們往往發現繩子在他的枕頭上、在床罩上，又或者，有的時候，在地板上。總之，事件過後的第二天，繩子卻原封不動地擱在床頭櫃的相同位置上。到了下一個早晨，它還是在那裡。

一直要到那個週末，我和克里斯才明白過來他一定是有了某些轉機。

「不知是什麼原因讓他對那條繩子失去了興趣？」在吃過週六晚上的例行咖哩餐之後，克里斯說道。

「嗯，他們說那是某種焦慮，所以也許是因為他這陣子不再那麼焦慮了，」我說。

「是嗎？不過治療師不是這麼說的，不是嗎？」克里斯說。

這倒是真的，從二〇一〇年的十月起，至今十個月以來，費雪開始到私立托兒所上課。他的治療師推薦了有助於溝通和社會互動的托兒所。公立學校完全不在考慮之列，主要是因為他至少必須滿三歲半他們才收。我們試著向市政局申請私校學費補助，不過卻踢到鐵板，所以只好自己尋找財源。克里斯和我在巴拉特鎮找到了一間很棒的托兒所，那邊同意費雪來上被容許的最少課程，即一星期兩天的課。克里斯和我負擔其中一天的學費，而克里斯的父母很慷慨地提議要負擔另一天的學費。即便困難重重，問題不少，費雪一向如此，不過那間托兒所的員工卻真心疼愛他，而我們也覺得成效很好。更別提這麼一來每個禮拜我就會有兩天可以稍微喘口氣。

我們當然不能說費雪完全可以適應。他的最近一份報告，在比利抵達的幾個星期以前完成的，是出自說話和語言治療師瑪麗之手。她曾走訪學校探視費雪，並且注意到，雖然仍受限於自閉症，不過他使用語言的能力進步很多。他開始使用，套句她的話語，「可愛的句子」，而不再是簡單的「是」或「不」這種字眼。我對那樣的回應當然再熟悉不過了。

比較令人擔心的，她說，是他在學校裡對其他的孩子依然「冷淡和隔絕」，而且「當他不和其他孩子在一起時」最是快樂。至於那些熟悉的家中行徑也出現在教室裡，治療師這麼說，費雪「興奮時會不停地搖擺，有的時候也會用手摀住自己的耳朵」。

所有這一切都說明了克里斯是對的。沒有理由他會突然捨棄他的繩子。他從學校出來後仍需要「開小差」，仍需要逃避。

我們兩人坐在那裡，沈浸在自己的思緒中好一會兒。凡事一如往常，論及費雪尤其如此。

「也許是因為他長大了，」過了一會兒克里斯這麼說道。

「也許，」我說。

「讓我們理性地思考一下。過去幾個月有沒有什其他的變動？」

隨之而來的沈默被門廊那裡傳來的貓響動聲打斷了。我們立刻知道是誰。

我們彼此對看了一眼，然後雙手交握，兩人的動作一致，幾乎沒有時間差。

「不會吧，」克里斯對我笑笑，站起身走向門廊放比利進屋來，牠已經在逐漸暗去的庭院裡遊蕩了好幾個鐘頭了。

「不可能只是因為牠吧。可能嗎？」

＊＊＊

克里斯儘可以又好奇又理性，而我只關心無須再否認比利對整個家庭，尤其是對費雪，造成的衝擊。證據已多到不容忽視。

比利的到來正巧碰上我們家最忙亂的時刻。照顧費雪是一種一星期七天每天二十四小時無休的工作，而琵芭又快速地長大。她絕對是一顆開心果，使得我笑口常開。琵芭習慣花很多時間坐在她喜歡的搖椅上，常常就這麼睡著了，一隻手擱在後面，一隻腿則隨意甩盪著，看起來就像是在為時尚雜誌擺姿勢似的。我開始帶著她參加當地的學步團體，而她也喜歡和別的小孩一起交流。

我自己也有搬家這種小事得打點。然而，不知怎地，一切都進行得井然有序，絲毫沒有到緊張慌亂之感。這在一兩年以前是不可能的。

事實是比利對費雪具有良好的鎮定和正面影響力，並且帶動了這種好氛圍，我這麼相信著。其實有時候牠單純只是和費雪有所互動，讓費雪分心而已。至於其他高度緊張的時候，牠的出現似乎消弭了費雪的一些怒氣。他十分的爆怒逐漸變得只剩六分，而不再維持著火力全開的九或十分。

目前看來，比利是否對費雪產生更深沈的影響還言之過早。然而不只我一人認可牠所帶來的衝擊。

就在我們預定搬家的幾天前，我媽從艾瑟克斯北上，打算住上一個禮拜，在混亂即將展開前幫忙照顧小孩和最後的打包。某個早晨，她和我喝著咖啡。感覺那是最好的獎勵了。

我們剛完成早上的例行作息。一如既往，克里斯起床後要為費雪準備他的麥片粥，把塗上馬麥醬（marmite，一種從酵母提煉出來，很粘稠且嚐起來有特殊味道的黑色醬料）的土司切成他喜歡的小塊。接著他還會喝優酪乳和稀釋柳橙汁。然後擦手臉，放好圍兜，放成他喜歡的模樣。這可是經過好些的「嘗試與錯誤」程序才悟出來的。

那一天費雪不需要去托兒所，所以他和我們待在一起，一如既往地看著電視，在地毯上玩耍。他很滿足。

我媽坐在客廳裡那張她最喜歡的椅子上，那是張比我喜歡的低矮皮沙發來得更高而且寬敞的座椅。比利也在房裡到處走動，一切都很平靜。不過當比利決定，為了一個很明顯的理由，要坐到我媽的膝上時，情況頓時改變了。

現在你需要瞭解的是，我媽自從懷我時的一場意外之後就對貓非常警惕。有一天，一隻貓跳上了她那巨大如鼓的肚皮，將她嚇得半死。自此之後，她便堅定拒絕任何小貓坐到她的膝頭上。所以當比利靠近她，突然往空中彈跳，並將爪子伸向她的大腿，其結果可想而知。

那一幕至今仍然深深地烙印在我的腦海裡。前一秒鐘我媽還穿著睡衣，手捧著一杯咖啡坐在那裡，下一秒鐘比利便落到了她的身上，一隻腳掌落在她腿上，另一隻則掉進了她的咖啡杯裡。

我媽放聲尖叫，杯子飛了起來，滾燙的咖啡濺得到處都是。

情況瞬間亂成一團。我媽心慌意亂地到處擦拭。我則站了起來，焦急地打量咖啡都濺到了哪裡，是否有人被燙到。

總之，我最清楚記得的是費雪的反應。他坐在房間的另一端，所以和飛濺的咖啡還保持有一段安全的距離。我不太確定他會如何反應，不過他卻突然爆出一陣震耳欲聾的笑聲。

費雪稱我媽「可基」，因為她老對他唱著那首倫敦東區（East End）最受歡迎的歌曲〈ＯＫ可基〉（Okey Cokey）。

「比利在可基的咖啡裡，」他說。

我和我媽交換了一個眼神，兩人馬上笑了出來。

「沒錯，費雪，」我說。

「是的，比利在可基的咖啡裡，」他又說了一次，笑得更歡了。

只有比利對這縈繞整個房間且深具感染力的笑聲免疫。你或許會期待牠夾著尾巴逃之夭夭，可是牠並沒有。剛好相反，牠只退到了一個角落，小心翼翼地舔著自己，把咖啡清理乾淨。

「我想這就是家裡有寵物的美好之處，」她說，在我清裡茶杯時，用一塊廚房濕布擦拭自己。

「媽，怎麼說呢？」我問道。

「嗯，牠們或許很煩人，不過即便最可悲的臉龐也能因為牠們而增添笑容。」

她說得沒錯。兩年來，甚至十二個月以前，我們的居家生活一直是緊張易怒的。我們全都如履薄冰，等待著不可避免的再次怒氣爆發，並且煩惱費雪那永無止盡的醫療和教育問題的最新發展。實在太累人了。多的是時候費雪搾乾了我的每一分精力和生命。我確定那段時間我也笑過，我可不是那麼沒有幽默感的人！然而我卻不記得我們家裡時常有如此輕鬆愉快的氣氛。

那天早上我又想到這件事，也許是我的大腦在作祟吧，可是我就不禁會想，自從比利來了以後，克里斯和我變得更有笑容，會對著牠或和牠有關的事情咯咯輕笑。

在一、兩天前的花園裡，舉例來說，克里斯和我坐在那裡，目睹牠似乎擱淺在樹幹中間。於是我們兩人便幻想出那種叫消防隊來救牠的畫面，才過了一會兒牠已自行跳下枝幹，安全地降落在屋外廁所的屋頂上了。

「牠到底是怎麼辦到的？」克里斯說道，裂嘴大笑。就在此時此刻，就在這個早晨，牠讓每個人的臉上，甚至我媽的臉上，都綻放了大大的笑容。

我知道如果我大聲把我的想法說出來，克里斯一定會不贊同地搖頭，可我的內心就忍不住要這麼想。

那隻貓具有一種很特別、很神奇的力量。我很高興有牠來到我們的生活中。

更好的地方

Pastures New

二〇一一年八月的某一天，一部貨車裝上所有的家當，克里斯和我忙將兩個小孩，外加裝籃子裡的兩隻貓，全塞進我們那輛同等擁擠的車子。然後一起從巴拉特鎮往西開六英哩的路到位在巴爾莫拉莊園邊上的伊斯特巴爾莫拉小村落。這是三年來第四度變換地址，只是這次感覺真的找到可以讓費雪和琵芭度過剩餘童年的住家了。

總而言之，莊園很慷慨，並且十分體諒我們因費雪而生的問題。我們真的不能再向雇主多要求些什麼了。無論是克里斯需要請假到醫院去，或是處理新近危機，他們都秉持著諒解的態度。所以當我們提出要搬回莊園，他們也表支持。他們提供的房產是一處有著三間臥室的兩層樓建築，該處，嚴格說起來，被稱為「伊斯特巴爾莫拉」，不過莊園的人都叫它「村子」。那是一處集合了二十多棟房舍的小村落，房舍中有些較為新穎，不過也有些可以追溯到十九世紀，它離我們三年前住過的門衛房只有數百碼遠，可是，等我們卸完東西，第一次將水壺燒上，感覺起來它就像個家。我想我們有很長的一段時間不會再搬了。

房子很現代很溫暖，而孩子們也有屬於自己的臥室。此外還有以低矮尖木樁圈圍起來的小塊草坪。我們的房子是六間小屋中的一間，這意味著有小孩的其他家庭也住在附近。這裡是孩子成長的好地方。不僅有廣大的空間供自由奔跑和騎乘腳踏車，後門外的小路旁甚至有一條小河。當然了，再加上巴爾莫拉莊園的庭院也可以遊蕩探險。

總之，在搬來的前幾個禮拜，到莊園庭院散步絕不是我們的選項。我們確實是在一年中最忙碌的時刻搬了家，因為此時女王就住在莊園，她會在每年的八月和九月蒞臨這裡。至於一年裡的其他時間，庭院則向公眾開放，並且提供城堡導覽。那段時間的氣氛很輕鬆，總有一車車的觀光客從世界各處前來，自由自在地逛著庭院。不過在女王蒞臨時便嚴格禁止入內。幾乎每個角落都停有塗黑窗戶的大型越野車、許多的警察和手持對講機的人員。我們有通往住屋的專用側入口，即便如此，我們也被要求進出要帶識別證。

這也意味著克里斯無時無刻都得和倫敦來的皇室人員打交道，忙得腳不沾地。他總說女王蒞臨的這兩個月氣氛完全不同。一年裡的其他時間他有自己的地方，可以花時間裝設新電器和裝備，抑或修理更新電力系統。皇室人員一到，他也只能聽任調遣。

「這是工作的一部分，」在度過了如跑馬拉松般的一天，修理傳真機或為皇室內府一員的臨時辦公室重新牽線後，他豁達地聳聳肩說道。

從許多方面來說，這都是一個奇異的小世界。我們住在某種泡泡裡。在巴爾莫拉和巴拉特鎮附近，當我們告訴人們克里斯為女王工作，而我們住在莊園裡時，沒有人會眨一下眼。當地許多人都和皇室家庭有所關聯。因為長達一個世紀以來，他們是這個地區的最大雇主之一。而巴特拉的許多商家多年來都被授予皇室供貨許可。皇室被認為是社區的一部分，是迪賽家族的一員。

可是只要一離開蘇格蘭，一切都不同了。無論何時到英格蘭拜訪，我的朋友和家人總是對我們所過的生活羨慕不已，總向克里斯問個沒完，看能不能挖到一點小八卦。當然囉，克里斯就是克里斯，他會假裝沒有什麼好說的。並非沒有故事可講，其實他有，而且很多，其中的一些還很有趣呢。他只是太專業太負責任而不肯說長道短。

很多人會以為我一定也有許多故事可講。我常說的是自己有多喜歡到莊園庭院走走，所以我想他們一定會幻想我每天早上偶遇女王和愛丁堡公爵（Duke of Edinburgh）並且和他們閒話家常一番。事實是，除了參加偶爾為工作人員舉辦的私人派對外，我和皇室家庭完全沒有任何實質的接觸。

＊＊＊

每個人都在新家適應得很好。克里斯當感激每天早晨可以待在床上的額外幾分鐘。他現在只需要花上幾分鐘就可以到達工作崗位，這在漆黑的冬天早晨簡直是一份天賜的大禮。琵芭也很滿意，馬上就在她的臥室中安頓了下來，讓所有心愛的玩具圍繞。她現在九個月大了，依舊可以躺在小床上，快樂地望著最喜歡的懸掛玩具，自己咯咯笑個不停。

一如既往，費雪才是面對最大挑戰的一個。有生以來第一次，他住進了樓上的臥室，並且馬上面臨到問題。靠著夾板，他在走路方面已有了長足的進步，不過仍無法往上走一段樓梯。他的關節依然不夠力。如果克里斯和我不在附近，不抱著他上樓，他就會自己爬行上去。然後他會用屁股下樓，一次一階，砰、砰、砰地到樓下。

這個特別的問題就羅列在我的住居處理清單裡。克里斯已經知會過莊園的一位木工，希望能夠配合費雪的高度加裝特殊扶手，好協助費雪在屋內走動，尤其是上樓。然而當時還有其他許多問題亟待解決，所以這似乎不是現階段該優先考慮的。

第一個挑戰是讓費雪習慣這裡些微不同的新氛圍。莊園的生活有點忙碌，即便是女王不在的那十個月裡。有鑑於費雪對陌生人的反感，我知道會出現問題。不過至少這些問題不是我們不熟悉的。

我們住在門衛房時，費雪就對把頭探進嬰兒推車內的人們很敏感。當然，他們很客氣，總是輕聲地逗著他。他是一個漂亮的小男孩呀。

他真的不體恤這類的打擾，可能因此而發起瘋來。他會拒絕注視或不理會那個人，會開始放聲尖叫，通常把音量放到最大。在他是小嬰兒的時候感覺還不那麼明顯。所有的嬰兒都會哭。不過等他大了一點，情況就變得愈發尷尬和困難。有好幾次，我都必須對著那些可憐且毫無戒心的觀光客鞠躬道歉，然後以最快的速度飛奔回家，好讓費雪冷靜下來。

現在他比較好一點了，不過這仍是他的一個問題。所以要帶他和琵芭出去散步，我還是得小心地挑時間，最好避開觀光客蜂擁而至的尖峰時刻。

他的另一個問題發生在人們到家中拜訪時。這一直是費雪的大問題。如果有貨運司機敲門遞送包裹，他會在聽見門鈴響起的那一刻發作。最常見的結果是他停在前門到起居室的通道上，用手摀住耳朵大哭，因為他害怕陌生人會進來，對他做只有天曉得的什麼事。

所以我必須不斷地向他保證，沒有人會進來，沒有事會發生。這很弔詭，像是陷入一種進退兩難的困境。如果他真的很生氣，他便不想自己一個人留在前頭的房間或廚房裡，他想和我在一起。可是如果我必須去開門，這意味著他必須跟著我去，也就是說他會見到在門口的那個人，然後如果他不喜歡他們的長相，他又會變得更加氣惱。

我向他的治療師說過這件事，我們斷定這和屋內的氛圍有關。進來的人改變了氛圍，並且對費雪造成影響。他的情緒會因為任何的造訪而產生變化，會變得非常安靜和退縮。這種影響可以持續幾個小時，也會因此和我拗上。所以我必須先發制人，盡可能地小心警告他關於任何訪客的到來。

說句公道話，費雪在過去的十八個月來已經有所進步，因為他習慣了治療師的造訪。而保健訪視員也來探視過琵芭許多回。可是他仍對突然出現的訪客，或任何中斷他的例行生活作息的事情感到氣惱。在之前的住家，尤其是靠近巴拉特的那間房以及林中小屋，我們不常碰到這種情形。可是這邊沒有鄰居也有莊園的工作人員會來，我們的訪客變多了。

這是壞消息。好消息是，當然了，現在我們有了比利可以幫忙安撫他。

我們在巴爾莫拉莊園安頓下來後，沒有人比比利更高興了。近巴拉特的老房子坐落在離河不遠，相對平坦的土地上。雖有樹木，不過探索起來卻稍嫌稀少珍貴了些。而巴爾莫拉本身當然完全不同了。它配置有滿是石南的曠野、河谷和森林，形成一片絕佳探險的壯麗地貌。

牠還是喜歡上樹玩耍。一天，費雪正玩著我們為他放置在花園裡的彈跳墊。因為腿部虛弱的關係，他沒辦法真的在上面蹦跳，他只是站在彈跳墊上，扶著支撐桿，緩緩地在橡膠墊中央起身、落下。

他就站在那裡，然後突然微笑並且指著上方。

「那是我的貓，」他說

我往上一看，差點沒嚇死。比利正在攀爬上樹，爬的不是任何老樹，而是一棵巨樹。牠很快地就到了約莫五十英尺高的搖晃枝幹上。

「噢，我的老天，比利，你在做什麼？」我大聲地叫道。

有一分鐘的時間，我只是像生了根似地呆立在那裡，心悸地想著牠要如何逃脫。我的想像開始狂長，我看見牠掉到了道路上，甚至更糟，牠掉進了河裡，就在費雪的眼前被水沖走。沒錯，我是神經過敏了些——傻氣了些。比利則如魚得水。牠不可能更快樂了，牠棲在一根枝幹上，往下望著費雪，就好像在守衛著他似的。完全沒有必要呼叫消防隊。才過一會兒，牠便若無其事地從樹幹往下疾蹦，然後再跳到靠河的一間配給我們使用的小柴房屋頂上，那少說也有十五到二十英尺的高度。

當牠盪在半空中的時候，我的心臟停了一瞬。「那隻貓會把我給嚇死，」我對我自己說道。

＊＊＊

巴爾莫拉給了我們每個人一個更好的地方，比利尤其有了一個全新的世界可以探索。牠也真這麼做了。前幾個星期，牠幾次出現在門廊，毛皮沾滿了細小的松果。牠一定是到莊園邊緣的森林遊蕩。通常比利一消失就是幾個鐘頭，而我們——主要是費雪——很少察覺到牠的缺席。

很神奇的是天曉得比利怎麼知道該做些什麼，不過牠就是知道什麼時候上下班。所以，舉例來說，在費雪到巴拉特鎮托兒所的那兩天，我完全見不著牠的蹤影。一早當費雪為了準備出門而有點發怒時，牠就會出現在附近。可是不等到費雪回家，我們是看不見牠的。而且牠似乎也知道我們回來的時間，有好幾次我們剛停好了車，就發現牠已經站在後門等待了。此舉常讓費雪的臉上露出大大的笑容。

「我的比利在等我，」他會說。

到了費雪睡覺的時間，牠便在費雪的床邊打轉。牠曉得自己的出現對費雪來說是一大慰藉，所以牠會躺在床底下直到他入睡為止。偶爾牠會整晚留在那裡，不過通常牠喜歡晃蕩下樓，不是跑去睡覺，就是穿過貓用活板門走入夜色。而牠也總在克里斯和我上床睡覺之前回家。再一次地，牠似乎知道通往外面門廊的那扇門會在何時上鎖，並且即時回到屋內。

最令人印象深刻的是牠的第六感似乎是為費雪而生的。牠不知為何總是知道費雪發怒或氣惱了，然後出現在那裡，就像變魔術一樣，在我們需要牠的時刻現身。而就在我們抵達巴爾莫拉後不久，有天晚上發生了很典型的一件事。

打從小嬰兒的時候開始，幫費雪洗澡便是一件很麻煩的事情。他不喜歡浸到水，尤其是浸到熱水。

我有一張費雪第一次洗澡拍下的照片，如果你看見了，會懷疑他是不是被丟進了盛滿滾燙熱水的浴缸裡。他全身紅透，不是出於熱度，而是因為尖叫。

如果浸水洗澡是件難事，那麼洗頭就更糟糕了。那場景恐怖至極。全世界他最痛恨的莫過於洗頭，考慮到費雪的情況，你可想而知。

情況變得如此糟糕，特別是在度過漫長的一天之後，我簡直無法面對。克里斯會從旁幫忙，可即便是他，一星期也無法忍受超過一回。我知道費雪不該每星期只洗一次，應該更常洗澡，並且感覺到如果其他母親曉得的話，一定會對我大加撻伐。可是我並不在乎誠實以告。倘若她們的小孩的洗澡時間如此糟糕，我想她們也會這麼做的。

在他的官方診斷出來之後，大約是他十八個月大時，我們拿到一個專供費雪使用的塑膠座椅，讓他可以在洗澡時得到額外的支撐，此後事情終於有了一點轉機。還是那個老問題——壓力。洗澡時間的部分戲碼源自於費雪不喜歡被人往後放倒，浸到水中。他沒有足夠的安全感，因為他無法在洗澡時支撐自己；他無法自行坐起。這意味著克里斯或我——有時候我們兩人一起——在幫他洗澡時必須托著他。而塑膠座椅改變了一切。一旦費雪周身有了支撐，而他知道自己他不會怎樣之後，他就快樂多了。不過這當然是在我們提議幫他洗頭以前。接著就像是天要塌了似的。

費雪其他的爆發情況也很類似。一旦他進入了我所謂的「黑暗地帶」，要再將他拉出來就很困難。所以如果我們預告會在睡前洗澡時間幫他洗頭的話，換來的便是尖叫和哭鬧，躺在地板上怕得全身僵硬。即便後來放棄洗頭的計畫，仍沒有辦法讓他順利穿上睡衣。甚至有時根本無法讓他平靜睡覺。這種情形會對每個人觸發將近三小時的緊張壓力。所以我們學會把洗澡時間和洗頭分開，可是成功的例子也十分有限。

一天晚上，就在抵達巴爾莫拉莊園後不久，克里斯和我做好準備迎接那每週一次的苦戰。我們正打算幫費雪洗澡，不過卻亂成一片。他馬上鬧成個大紅臉，不停尖叫「不要，不要，不要，」以及「不要碰我的頭髮，」然後用手蓋住他的頭。對於這個信號，克里斯和我已經非常熟悉了。事情愈演愈烈，最後我們面對的是真正的怒氣之母，是超出滿分十分的十一分強度。

「真是沒道理，」在經過五分鐘的混戰之後，克里斯憤然說道，在這幾分鐘裡，費雪雙手胡亂拍打揮動著，而我們除了避免讓他整個人掉進水裡之外，能做的實在不多。「看來今天晚上我們做不了什麼了，我想還是讓他從水裡出來吧。」

我也同意。就憑著我認為鄰居會以為聽到小孩被謀殺的叫聲而打電話報警。即使像琵芭這麼隨和的孩子也被惹惱了。就當我伸手要去拿費雪的浴巾，讓他從水中出來時，我意識到一抹意料之外的影子出現在浴室裡。是比利。

「你在這裡幹什麼？」克里斯說道，和我一樣驚訝。就我的瞭解，牠從不進浴室，無論在這裡，還是在巴拉特的老房子。

牠可不在乎我們怎麼想，這一點很明顯。牠只是想和牠的費雪哥兒廝混，一溜煙地跑就澡盆旁邊的位置。我和克里斯挪動了一下，好讓給比利一點空間，這時我還抓著在水中胡亂揮舞的費雪。然後我們有點不敢置信地看著牠整個立起，將兩腳擱在澡盆邊上，接著讓身體伸展到最長，盡可能地傾了過去，越過洗澡水，好讓牠的臉盡可能地靠近費雪。

此時費雪還在發怒。可是，就像往常一樣，比利並不會因為這激情的演出而感到怯步。牠做了之前我們在樓下時牠會做的事，就是安靜地來到費雪的身邊，然後待在那裡。

牠馬上就濕了個透。費雪將一些泡泡浴水彈到了牠的臉上，使得牠必須用腳掌磨蹭貓臉。可是比利還是釘在那個位置上一動也不動，直到費雪開始平靜下來，直到最後他終於平靜了下來。

「看來比利不在乎弄濕牠的毛髮，為什麼你不讓我們弄濕你的呢？」克里斯問，嗅到了機會。

費雪沒有回答，這對我們來說，至少代表了他的首肯。

克里斯輕柔地把洗髮精抹在費雪的頭上，學我一樣地讓它起泡，然後悄悄拿起一個塑膠小壺準備將洗髮精沖乾淨。

這一刻是費雪最痛恨的。他十分恐懼蓮蓬頭，所以我們才用塑膠壺代替，即便如此這仍是一大挑戰，於是我們做好了火花四射的準備。無論如何比利還在原來的位置上，默默地給予我們支持。

我開始用壺裡的水將洗髮精沖掉。通常這意味著第三次世界大戰的爆發。不過這一次他只是讓我輕輕地洗去肥皂。事實上，他還更進一步配合，頭往後仰協助我完成沖水的程序。

如果我是一個宗教信仰比較虔誠的人，我會高唱哈利路亞。

「看啊，已經好了，沒那麼糟糕，是不是啊，費雪？」過了一會兒，克里斯手裡拿著一條毛巾說道。

我們一把費雪提起，擦拭他，比利就踱著步子進到費雪的臥室，準備迎接下個階段的程序。牠和我們在一起的時間已經長到可以知道費雪今晚會花比平常更多的時間。牠必定感覺到了牠的出現和躲起來打個十五分鐘、一個小時的盹兒的不同。

通常我會氣惱樓梯口留下的貓腳印，以及躺在費雪的被子上的某隻濕貓。不過這一次我一點也不介意。我甚至多帶了一條毛巾到臥室去，給比利好好地擦拭一番，同時也給牠一個擁抱。

如果有誰值得我這麼做，那就非牠莫屬了。

「我們如果沒有你該怎麼辦？」我說，給牠一次深情的毛巾擦弄。

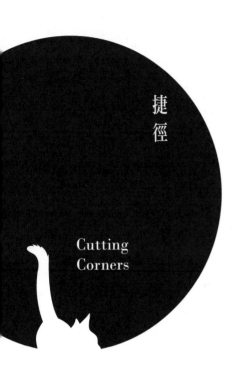

捷徑

Cutting Corners

一天晚上，就在我們搬進「村子」的一兩個星期後，我坐在客廳裡，翻閱著費雪最近的托兒所日誌，突然有一些東西擄獲了我的目光。

托兒所員工打從費雪進去就開始填寫這本日誌，那大概是一年多前了吧，一方面是讓我們跟上他每天的作息，另一方面則可以清楚知道他的進展。經過了搬家和在新家安頓下來的變動，幾個星期以來我都沒有機會好好地看一下這本日誌。

跳進我眼前的條目是上週的，就在八月中旬，約莫是我們搬家的那段時間。一位助理記錄了費雪「用一個有旋轉蓋的杯子喝水」。

我非常驚訝。用一個有旋轉蓋的杯子喝水對許多媽媽來說可能沒什麼，不過卻足以讓我坐直了身體。杯子一向是費雪的死穴。他不僅對它的顏色和設計，同時也對喝東西的方式極盡挑剔。這源自他的肌張力不足症，他很難抓握住任何東西。打從一開始用杯子喝東西，費雪就很難穩穩握住，他只能用兩手夾住杯子的兩邊。為了不讓他把東西濺出來，我在上面加了一個有嘴的蓋子。他變得很依賴那只杯子，從此以後堅拒使用任何沒有嘴的杯子喝任何東西。嗯，直到現在，似乎如此。

真有趣，我暗自想著，在父母回應欄上作了筆記。

出於好奇，我開始往回讀了一下，看自己在這段亂哄哄的時間有沒有遺漏了什麼。讀過更早一點的條目，顯然他在托兒所過得很快樂；筆記中記載他參加了一個歌唱班子，到花園裡幫忙，甚至短暫地散了一會兒步，這最讓我感到訝異。

不過還有另一則真正躍然紙上的筆記。日期記載為六月二十八日，是比利到達的次日。

「費雪玩完進屋後自己洗手，」日誌裡寫道。

這一條讓我停下了動作。

費雪有許多托兒所已經習以為常的癖好，而不願意洗手就是其中一項。自從他加入後，如果沾到顏料或弄髒了自己，教室助理都曉得要用濕紙巾來幫他清潔。倘若他真的學會了自己洗手，那麼這就是第二個重大的突破了。

克里斯度過了漫長忙碌的一天，正在收看電視新聞。

「克里斯，費雪在托兒所發生了一點事，」我一說完，馬上有兩道眉毛皺成一堆。

「哪種事？」

「別擔心，不是壞事，其實剛好相反，」我加上一句。「看看我勾起來的條目，」我說，把日誌遞了過去。

「嗯。真有趣，他終於開始自己做這些事了，」他說。「他不就是這個樣子嗎？只要他準備好了他就會去做。」

「你看見第一條的日期了嗎？」我說

「日期怎麼了？」他說

「是比利到達的第二天。」

他又給了我一個最近我逐漸熟悉的不怎麼贊同的表情。

「這應該只是巧合，路易絲。一定是托兒所那邊做了什麼。他不會因為新得到一隻貓就決定自己洗手的。」

我咬到了自己的舌頭。我無從證明這件事，更遑論解釋它了。可是身體裡的每一絲本能都告訴我兩者必定有所關聯。

費雪還得再過幾天才去托兒所，不過我決意找所長凱絲談一談，看她是否注意到費雪在這幾個星期中的變化。

凱絲十分支持我們。事實上如果沒有她，我不知道該拿費雪的教育怎麼辦。

在費雪剛診斷出來的那段黑暗日子裡，我們不太確定他是否可以接受教育。考慮到他的診斷結果，我們被告知阿波恩的一所學校是最適合他的地方，那間學校被認為是行為、心理和生理上有問題或缺陷的小孩該去的「基礎單位」。到了費雪要上托兒所的年紀，我們便造訪了它。我們並不反對那所學校；它的設備似乎很完善。可是我們卻不認為它適合費雪。首先，到那裡意味著每天要開十六英哩的車程往返，也就是說得待在車子裡一個多小時。更重要的是，該單位似乎，至少在我看來，太安靜了點。他需要刺激和許多活動。問題是並無其他學校有特別為自閉兒童設置的設施。有段很短暫的時間，我們甚至考慮搬到史東哈芬鎮（town of Stonehaven）附近，因為那裡有一間特教中學，是北蘇格蘭唯一的一所。

可是沒有道理這般折騰。克里斯或許得換工作，而我們也得重新買房。太超過了。

因為命運弄人，費雪一直要到五歲半才可以正式開始上學。新學校的最後入學許可日訂在二月二十八日，歸功於我長時間的分娩，他晚了那麼一天，即三月一日才生下來。所以我們多了一年的時間來弄清楚他該接受什麼樣的國民義務教育。在此同時，總之，我們必須為他找到一間托兒所。

克里斯和我拜訪了各種學校，其中一些是私人開設的。讓我們歡欣的是，我們發現最好的一間就在巴拉特鎮。

學校不僅很靠近我們當時居住的地方；而且它還願意「收」費雪。在不小的程度上這要歸功於凱絲，她在費雪開始就讀後不久便來到了這所學校。

她有一個現年十五歲，不過在五歲左右被診斷出自閉症的兒子。我說了一點關於費雪的情形以及一些他有趣的小地方，對她而言，許多都聽起來再真不過。例如，當我們在路上時，費雪喜歡指出汽車的顏色。

「我的孩子也這麼做，不久以後費雪就會說出汽車的廠牌，」她告訴我。而這一點現在已經成真。

事實是她對處理自閉兒有過太多的經驗，所以她能夠針對費雪的一些問題搶先採取行動。例如，她知道他時常會從孩子堆裡退出來，所以就在托兒所設置了一個「安靜角落」，讓他在覺得不勝負荷的時候可以到那裡去。她在那個角落放置了一些書籍和玩具。費雪發現它是一個極好的避難所，並且經常使用。

* * *

我在讀過日誌條目的幾天後去見了凱絲，她笑了。

「我們全都很高興。出於某種原因，他在花園裡玩得一整身，進到班上後就自己走到水龍頭那裡，」她在說洗手那件事。

「真的？」我說，有點懷疑他能夠轉動水龍頭。我不認為他的力氣夠大，出於他的肌肉張力狀況以及其所造成的虛弱。

「他抓了肥皂，然後洗手、擦乾，」她說。「他也不再那麼常去『安靜角落』了，」她說。「事實上，我已經有好幾個星期沒看見他坐在那裡。」

「這是什麼時候開始的？」我說。

「大概是六個星期以前，約莫就在他開始自己洗手的那個時候，」她答道。

我忍不住再問。

「他有提到他的貓嗎？」我說。

「比利？」凱絲說。「噢，我的老天，他隨時都掛在嘴邊呢。『比利爬樹』、『比利跳進外婆的咖啡』、『比利很頑皮』，他不停告訴我們比利又做了些什麼，我們全都迷上了比利呢，」她笑道。

對我來說這已經足夠了。這就是我要的證明。我知道不會有人同意我的看法，管它的，我可是得意洋洋地踏上了歸途。有事情發生了，而且是非常正面的事情。

＊＊＊

費雪、克里斯和我當然不是唯一受益於比利的人。牠帶進到家裡的嶄新平和氣氛也有助於我照顧正在快速長大的琵芭。

琵芭在很多方面都和費雪很不一樣，可是她的出生卻一樣地戲劇化。

我在二〇一〇年知道自己又懷孕時非常開心。不過我們的內心深處卻一直有個揮之不去的疑問：我們還會生下另一個自閉兒嗎？顯然地，如果妳生了一個，那麼生出另一個的可能性就相當高，根據一些人的看法，可高達二十分之一。而一般機率是五千分之一。

所以我們在我懷孕二十二週時私下選擇進行掃瞄，好知道胎兒的性別。如果我們會再生下男孩，我們就必須做好他可能是自閉兒的心理準備，因為自閉症發生在男孩的身上要比發生在女孩的身上普遍多了。我們不怕；我們只是想盡可能做好準備，尤其在我們經歷了費雪之後。

克里斯和我前往亞伯丁，準備接受所有的可能性。結果我們發現是女兒，這個消息令我們兩人非常開心。擁有一個兒子和一個女兒的這種想法很美好，而且也大大地降低了風險。

在和醫生充分討論過之後，因為生費雪時曾有過的問題，我選擇了剖腹產。我們預定要在二〇一〇年的十一月二十四日進行剖腹，可是我發生了嚴重的妊娠毒血症，情況甚至比懷費雪時還糟糕，這麼一來事態就變得有些複雜。雪上加霜的是醫療小組光執行硬膜外麻醉就試了六次。所以一場原本相對直截了當的生產過程卻再次有了戲劇化的變化。

顯然在生產過後他們差一點就失去了我。前一刻我還抱著擁著琵芭，下一刻我便開始嘔吐。我的血壓升高到急救小組必須帶著CPR推車前來，就像我們常在電視影集《急診室的春天》（*ER*）裡看到的一樣。

我記得還問了在場的一位護士，「我沒有問題吧？」

「我不知道，」她回答，如果我是清醒的確實有關切的理由，可惜我失去了意識。

他們開始幫我注射，接上各種藥物，旋即我看起來便像一個針插。可憐的克里斯，一邊緊緊抱住琵芭，一邊站在那裡看著這一切。

當然囉，費雪就是費雪，妹妹出生時，他還是自己那台戲的中心。我媽北上來照顧他，當時巴拉特外圍的家中只剩下她一個大人。我剖腹的那一天，她打開前門，到門廊去回應一個送貨員。費雪因為被送貨員惹惱了，用力將門關上，於是她被反鎖在門外。好像事情還不夠糟糕似的，冬雪決定在那一天下了下來，屋外已有六英吋的積雪。我媽穿著她的拖鞋站在那裡，孤單地被遺棄在風雪中。其他門窗都鎖上了，她進退不得。

湊巧有一輛箱型車經過。她揮手把車攔了下來，請人幫忙踹開門。唯一的安慰是費雪還好端端地坐在客廳裡看電視，完全無視剛才上演的戲碼。

當克里斯來電告知琵芭的誕生時，我媽才回到屋裡十來分鐘，還沒有完全從磨難中回復過來。

「她聽起來並沒有很興奮，」他回到恢復室後對我說道。

一直等回到了家，我們才知道原因。

關於琵芭的出生，我們最大的一個憂慮是怕費雪不喜歡他的小妹妹。不過這點馬上就被排除了。

我終於在大雪真正來襲前出院回家，老實說，費雪表現得相當冷漠。他似乎真的很高興見到我，因為這是我們倆頭一次分開——此舉令人動容，因為那個時候的他鮮少顯露感情——不過對於琵芭，他還是平常的那個他。他來到小床前看了她一眼，停留幾分鐘後便走開了。

感覺是互相的。琵芭很安靜很隨和，她甚至會在費雪發怒時睡著。對我而言，琵芭是上天賜予的禮物。和費雪的反差如此之大。她很少哭鬧，事實上她這麼安靜，我們都不禁要擔心她是否可以發出聲音。餓了或需要換尿片時，她只會發出那種我所謂的抽噎哭聲。對比費雪的嚎哭和尖叫，它是天堂。

不過我知道她也需要照顧和關愛，我只能哀嘆費雪佔掉了我這麼多的時間。毫無疑問地，比利讓我得以空出一點時間勻給琵芭。我坐下來仔細回想一下，看得出來牠在許多方面都幫了我們一把。

＊＊＊

托兒所的突破讓我湧現另一波決心。「打鐵要趁熱，路易絲，」我對自己說道，而且也這麼做了。

有個多年來的爭論焦點，也是我恨得牙養癢的問題——費雪的安撫奶嘴。

沒錯，一個年幼的孩子依賴安撫奶嘴並不是什麼大事。不尋常的是費雪迷戀它的時間長度，還有費雪的斤斤計較於某種型態的奶嘴。那是只由「湯美天地」（Tommee Tippee）出產的普通奶嘴。如果我拿錯了奶嘴，或者想把那只奶嘴從他口中取出（這種情況更糟），我就等著大禍臨頭。

這件事已經困擾我很久了。不談別的，光想著就很難為情。他從進托兒所的那一刻起便含著奶嘴，感受到壓力時也會把奶嘴塞進嘴巴裡。他們很體諒，不過在巴拉特的其他地方就不總是如此了。

去年，舉例來說，這個舉動在我們購物時就引發一場可怕的意外。

帶費雪去購物一向不輕鬆。即便是走進巴拉特鎮上小小的消費合作社都不可輕忽，所以我們通常能免則免。

商店很小，物品擠在小小的空間裡，使得嬰兒推車很難在狹小的走道上走動。費雪覺得恐懼萬分，幾乎總是哭鬧不停。不過就在這特別的一天裡，他沒有哭，泰半是因為他口中含了他的奶嘴。我心裡暗喜或許我們從進來到出去都不會有戲，直到一位老先生經過我們身旁，發出不贊同的嘖嘖聲。這種情形經常發生，我帶著費雪的時候得過很多的嘖嘖聲和皺在一起的眉頭。人們會認為他那麼大了怎麼還坐嬰兒推車，還吸奶嘴，還哭鬧不休。如果我能從每個不贊同的眼光中獲得一英鎊的話，那麼我早已經是個有錢的女人了。總之，接下來發生的事絕對不尋常。老先生比我們早一步到達收銀台，他剛結完帳。

毫無預警地，他突然轉過頭來說道：「你不需要，你不需要那個。」然後彎下腰去把奶嘴從費雪的口中拿走。就這樣。

站在收銀台後的女士瞠目結舌，我也瞠目結舌。他到底在想什麼？有那麼一瞬間，我愣住了。那個男人把奶嘴放在櫃台上，然後走出大門。那位收銀台女士一把抓起了奶嘴，邊抱歉地聳聳肩邊將奶嘴遞還給我，可是太遲了。傷害已經造成。

費雪勃然大怒。他只用了兩秒的時間就從怒氣表上的零跳到九十九。他的尖叫聲馬上引來全體購物者的側目，我只好放棄購物，荒亂地逃回車內。我花了十分鐘才讓他平靜下來，再三向他保證那個人不是真想惹他生氣。這件事卻真的惹惱了我，有好長的一段時間我都不再上巴拉特鎮買東西。這就是為什麼我們現在如果外出購物，克里斯也會一起跟來，由他待在車裡陪伴費雪的原因了。我真的再也無法承受那些不友善的眼光和不贊同的嘖嘖聲了。

那已經夠糟糕了。可是奶嘴的問題在我們搬進巴爾莫拉的「村子」前幾個星期開始步入真正的危險高點。一天早上，我順手拿出一盒新奶嘴，從裡面掏出一只奶嘴放進了費雪的嘴巴裡。

我一這麼做完，他就把奶嘴像大砲發射砲彈般地從口中射了出來。奶嘴飛越廚房，最後掉落在地板上。接著他便開始放聲尖叫。

「老天，這到底是怎麼一回事？」我向克里斯說道，他剛喝完茶，準備動身去工作。

他只能聳聳肩，拉長了臉，表情就像在說「毫無頭緒」似的。

剛才我從新的一盒奶嘴裡拿出那只奶嘴。也許是這一只有什麼不對，我這麼想著。我知道還有一盒更舊的在櫥櫃裡，於是又從那裡拿出一只奶嘴，放進費雪的嘴裡。此舉似乎奇異地安撫了他。

我為自己泡了杯茶，然後坐下來比較那兩種奶嘴。在這種時刻，我不禁老要想我的生活到底有多荒謬。我坐在這裡，仔細檢查奶嘴的不同，好像是藝術經紀人正在評鑑一件古典大師的肖像畫。我覺得自己很傻，而更荒謬地，我不知道自己在找什麼。

無論多努力，我都看不出有哪裡不一樣。就在我打算放棄的時候，我注意到一個很小，幾乎沒有辦法察覺的不同之處。奶頭上多了一道隆起的摺子。

「我的老天爺，他們做了改變，」我對自己說道。

「他們改變了那該死的奶嘴，而他發現了，」我這麼對克里斯說，他一定以為他和一個瘋子住在一起。

克里斯無法置信地看著我。

「他怎麼可能分辨得出不同來？」

「我不知道，克里斯，不過他就是可以，」我說，開始在櫥櫃裡翻找，新一波的恐慌再度升起。

「噢，不好了，」我說，察覺到舊型奶嘴只剩下一盒。

這只夠撐個幾天而已，頂多一個星期，費雪會因為不喜歡它們的長相而頻繁地拒用。我必須馬上去補充一些舊型奶嘴。而且要快。

那個早上我開始寄出電郵，使用的是它們荒謬的特定語言以及歇斯底里的大寫字母，一般觀者看到會認為是已經瘋了。幸好收信人知道這些電郵和費雪有關，所以它們不會比過去幾年我所寄出的電郵來得更瘋狂。

我把電郵寄給克里斯的母親以及我在艾瑟克斯的親戚。請求他們到每一家商店、網站以及其他能想到的潛在出處去搜購舊型的「湯美天地」奶嘴，非新型或改良過的！

想也知道，他們全都同意了——甚至比我預期的還更好——很快就貼上穩定供貨的奶嘴來源給我們。舊型奶嘴已經不生產，供應終有告罄的一天。我們的頭頂上有一片烏雲罩著，有一顆倒數計時的炸彈即將要在對的奶嘴用完那一刻爆開，而這次的爆炸避無可避。

據我的推算，我們會在距離今天約莫幾個星期後用光奶嘴，所以我決定採取行動。有鑑於比利來了以後托兒所發生的事，以及在家中的進步表現，我覺得是出擊的正確時刻了。除了時間一點一滴地流逝外，我真的也受夠了裝滿肚子的嘖嘖聲和人們的那種「妳是個壞媽媽」的目光了。

所以就這樣，有一天，在和凱絲談過費雪的進步情況之後，我決意要做點有些人可能會認為太極端的事。我等到早晨稍晚，等到費雪看電視。我打開廚房的櫥櫃，拿出裝奶嘴的大塑膠盒，把它放在桌子上。接著我拿起廚房剪刀，開始剪碎那些奶頭。這是很詭異的一種宣洩。剪完第一只我覺得很好。剪完最後一只我覺得甚至更好。

「我真的很抱歉，費雪，可是奶嘴全都壞了，」我說，拿起其中一只已被剪掉奶頭的奶嘴。

他狐疑地看著我。我看得出來他臉上就要出現的詭計。像平常一樣，我不清楚那是什麼，會引起什麼樣的反應。

我已經準備好要迎接把房子哭倒的嚎叫聲了，可是除了似乎會持續好幾分鐘的沈默之外，什麼也沒有。

我不敢說話。我覺得如果事情要成功便需要費雪消化這個消息。過了好一會兒，他只是聳聳肩，轉向他的朋友比利，向坐在廚房地板上的牠說道：「噢，不好了，比利，奶嘴壞了。」

然後他便帶著他的點心和一杯飲料，蹦蹦跳跳地回去客廳了。我不知道自己是要哭還是要笑。我整個人飛揚了起來，有如贏得了奧運金牌。

我知道我必須趁勝追擊，於是在晚上又重複了整個過程。我再次擺出一只沒有奶頭的奶嘴，費雪看了看，皺皺眉頭走開了。

只過了兩天，他就不再求著要奶嘴。這個反應是那麼的戲劇化，我們甚至無法允許自己在晚上的時候再給他一只奶嘴，這可是他維持多年的習慣呢。

我每每記起那一刻都想哭。聽起來很傻氣，我知道，可是這整件事對我們來說太重大了。

我很確定其中的催化劑是什麼。克里斯儘可以嗤之以鼻。比利不知怎地為費雪改變了情勢。證據明確不容否認，我估計你可以將其呈上法庭並且打贏官司。有了比利以前和以後的世界截然不同。在牠抵達之前，凡事都有問題，凡事都充滿了戲劇性。可是等到比利來了以後，不再事事時刻是問題了。幾年來，每觸及一個里程碑都得經過苦戰。突然之間，我們不用歷經任何戲劇效果，就可以輕易達成。

真的很瘋狂。奶嘴事件只是其中一個主要的例子。思及不久之前我還緊張地在全國各地到處找奶嘴呢。而紅繩子的例子也一樣。

現在我很清楚，費雪因為安全感而需要的道具開始退場。他的紅繩，他的奶嘴，這些他用來保有安全感的東西，已經逐漸成了多餘的。而它們之所以變成多餘是因為費雪有了別的東西——他有了比利。

我不是在說什麼類似比利擁有超能力那種蠢話。比利並沒有親自到那裡去拿掉奶嘴。不過在我的心裡，毫無疑問地，牠不知怎麼的就是能夠讓費雪冷靜放鬆下來，瞭解到事情沒什麼大不了的。我不曉得牠是怎麼辦到的，不過牠就是做到了。而我不知有多感激。

擅離職守

A.W.O.L

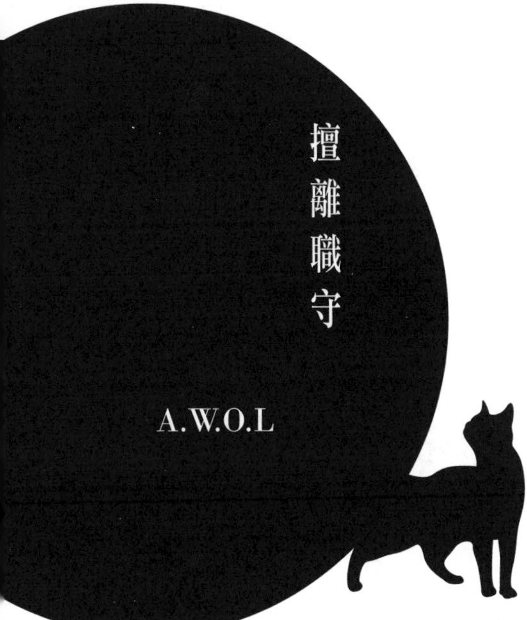

時間來到二〇一一年的晚秋，夜晚變長而冬季的腳步也近了。今晚外頭漆黑一片，從窗戶像女妖嚎哭般作響就可以知道狂風已經吹起。

「妳最後一次看見比利是什麼時候？」克里斯問道，他鎖上後門，關掉比利常睡在裡頭的廁所的燈。

「這個下午就沒有再看到了，」我說，「費雪從托兒所回來以後，牠和他玩了一會兒，不過從今天傍晚就沒看見，想起來還真有點奇怪。」

「嗯。這個時間還在外面很不像是牠會做的事。尤其是現在這種天氣，」克里斯說道，查看了前面的門廊，比利會從門上的貓用活板門鑽進來。

我們馬上交換了一個彼此都瞭解的眼色。

克里斯再次打開廁所裡的燈，開了後門，然後把頭探進後花園中。

「比利，」他喊道，徒勞地。穿刺樹林的狂風淹沒了一切。

「妳去睡覺，路易絲，」他說，隨手抓了件外套和手電筒。「我想在附近稍微找一找。」

他一踏進夜色之中，我的腦袋就充斥了各種想像。沒有一種是好的。

比利在許多方面都是個謎。一方面，牠是隻十分逗人喜愛的家庭寵物。不過牠也擁有一個自由的靈魂，喜歡在鄉間四處遊蕩，尤其是在巴爾莫拉這個地方。自從搬到這裡以後，牠就比在之前的房子那邊更常外出。原因很明顯；莊園和它的野生動植物提供了豐富的食物。人們很容易忘記貓基本上是掠奪者，這種本能存在牠們的DNA裡，牠們會想出去獵捕其他動物。比利幾乎吃掉牠捉到的任何東西，不過牠也養成了帶點獵物回家的習慣。

自從我們搬到巴爾莫拉來，牠就常叼著老鼠、鼴鼠和田鼠現身。克里斯很確定牠也追捕過林中的小兔子。莊園管理員傾於將牠們當成害獸射殺，所以牠們成為最容易取得的食物。

結論是牠的狩獵習慣並不怎麼賞心悅目。

就在上個星期，牠嘴裡叼著一隻小鳥跑到前廊來。那時我正準備帶孩子們去參加學步團體的聚會，地點距離巴爾莫拉不很遠，就在克瑞西（Crathie）當地的學校裡。我一腳正要踏上門廊，就看見牠叼著那隻可憐的小鳥，我趕緊引導孩子們進了雜物間，然後從後門出去。費雪不瞭解發生了什麼事，幾乎要為此發怒。我打了通電話給克里斯，問他是否能夠回家一趟，趕在我們回來前把證物處理掉。

我自己對於貓和牠的獵食習慣感覺十分混亂。我一方面認為牠們必須有所規範，因為牠們也和我們活在同一個世界中，不過我的另一方面卻可以接受那是叢林規則的一種，以我們為例，就是蘇格蘭荒野林地的規則。總之，我必須承認，在此刻，動物行為準則絕非是我的優先考量。說句老實話，我不在乎牠是不是會帶一隻死老鼠回家。我只要牠安全無虞地回到屋子裡來。

毫無道理克里斯出去找牠，而我卻上床睡覺。哪有可能睡得著。所以我打開水壺蓋，為自己泡了一杯可可亞。我站在那裡，啜飲著我的飲料，眼睛盯住漆黑一片的外面，失去牠的前景太可怕，以致於無法想像。

比利當然是我擔心的重點。我已經喜歡上牠了；我真的關心牠的遭遇。不過如果要我老實說，我最擔心的還是比利的失蹤會對費雪造成什麼影響。他們倆是如此親近，已經成了密不可分的靈魂伴侶。我要如何告訴他？他會如何反應？他能夠承受嗎？突然之間我的思緒加速到每小時一百英哩，幸好這個時候克里斯再度出現了。而我可以從他的身體語言中知道他一無所獲。

「沒找到？」我說。

「沒有，」他聳了一下肩膀說道。

「我在花園裡找了一下，也察看過柴房。我曾經見牠在裡面四處嗅聞，所以就想著試看看那裡也好。外邊真的太暗了。我們只能等天亮，然後希望牠會自己出現，」他說。

「如果牠沒有回來的話，我們該怎麼辦？」我說，試著不讓聲音顫抖。

「讓我們等到早上吧。我想牠一定會出現的，」他說道，給了我一個擁抱，份量重到足以讓淚水決堤。哭一隻失蹤的貓讓我覺得自己好傻，然而就是無法克制。

因為比利的狩獵習慣，我們只好將通往前面門廊的門上鎖，以防牠把死去的動物帶進屋內。如果牠從外門上的貓用活板門進入，牠就必須睡在那裡。那裡夠暖，即便今晚一樣的狂風夜也無妨。

我們拖著沈重的腳步上樓，話不多，不過兩人都心知肚明，我們會一直等著那洩露行蹤的活板門的開啟，怎麼可能入睡。更別提外頭的狂風也怒嚎得愈發強烈了。

我們兩人都睡不安穩，克里斯至少就爬起來兩次到樓下察看，可是仍沒有牠的蹤影。

第二天我們兩人比平常早起床。東方出現一抹灰色的微光。仍不見比利的蹤跡。

由於比利對外面的興趣愈來愈濃厚，所以我們先行向費雪指出了這點，以防牠出去得比平常要久。我們告訴費雪，比利會離開屋子外出，而他接受了。我們認為，也許在他的自閉頭腦裡，他認為這也是會發生在生活裡的那些事情的一種，像是爸爸外出工作之類的。

「牠很快就會回家的，」克里斯說，那天早上不停地重複著這句話。

我沒有辦法面對費雪，胃裡面像打了個結似的。我只希望克里斯是對的。

＊＊＊

比利以前也曾在天黑後外出，不過牠從未如此徹底的擅離職守，留在外頭過夜。牠總是在我們鎖門以前回來，所以我很擔憂牠遭遇了不測。

一如往昔，我開始責怪自己。**我們為什麼不把牠留在屋內？為什麼不幫牠戴上一條螢光項圈？**我的心裡這麼想著。可是我曉得這麼做沒什麼道理，住在鎮上或城裡才做那種事。我們不住那裡，我們住在蘇格蘭的荒郊野地。

無可避免地，我設想了許多會發生在牠身上的情況。在國內，汽車是導致動物意外死亡的最大原因，可是並不適用於此地。說句老實話，這裡的道路人煙罕見，比利不太可能會碰上。而牠更沒有可能受傷或遭到其他動物的攻擊，這裡並沒有太多的危險生物存在。沒錯，巴爾莫拉是各種動植物的重要棲息地，不僅有紅鹿、紅松鼠和各種鳥類，其中還包括紅松雞和黑松雞，以及牠們罕見的親戚雷鳥（capercaillie）。可是牠們並不會去獵捕一隻貓，至少在我的理解裡是這樣的。

想的愈多愈感到絕望，所以我決定主動一點。我實在無法光坐著等。

費雪那天早上不用去托兒所，於是在吃過早餐並且清理乾淨之後，我決定帶著他和琵芭到庭院去走一圈。九點左右，風已經停了下來，天空甚至出現零星的淡藍色塊。看起來我們會有半天的好天氣，於是我趕忙把他們倆放進雙座推車內，然後出發。我必須做一點事，誰知道呢，也許會發現比利在某個人家那裡閒晃，或是和住在莊園的貓玩耍也說不定。

我步上貫穿莊園的那條道路，並且遇到了兩位鄰居。

「你看見我們家的貓了嗎？」我問他們其中一人，試著壓低聲音，以免驚到費雪。

「那隻經常爬到樹上的灰貓？」他說。「沒有耶，我沒看見，不過我會幫忙留意的。」

我把披肩包得更緊，也把推車的鈕釦往下多扣幾個鈕，然後朝著莊園的主建築前進。

我喜歡走在巴爾莫拉。在那段較灰暗的日子裡，當我和費雪拉鋸得太厲害時，這是少數幾件可以讓我保持清醒的事情之一。管它什麼季節，把孩子塞進推車四處溜達就是最佳的逃避方式。冬天的莊園以及它的林道、花園，就和夏天時一樣美麗，事實上，漫步在白雪中的庭院可說是一年裡的一個亮點。空氣是如此清爽乾淨，你會覺得每吸一口氣都帶給了自己無比的活力。

我推著推車，行經維多利亞女王為她最偏愛的男僕約翰．布朗（John Brown）所建的房舍，目前則由莊園主管，也就是居所管家住在裡面。建築物的對面為高爾夫球場，皇室家庭有時會來打打球。不過這時節人跡罕至，於是我搜遍了草坪和沙坑，尋找比利的蹤影。我知道牠不會在那裡，可是隨著時間一分一秒的流逝，我愈來愈感到絕望。「比利，你到底在哪裡？」我小聲地自語著。

走路約莫十分鐘可到達莊園中的城堡。比利能夠逃跑的地方實在太多了，找牠就像是在大海裡撈針。

「花園小屋」（Garden Cottage）是我最喜愛的景點之一，維多利亞女王曾經也喜歡在那裡逗留。它是一棟建在草地中央的可愛小石屋，就坐落於一座高牆花園的附近。費雪很喜愛那裡，尤其喜歡我帶著他穿過玫瑰花拱下的門進入花園，去觀賞裡面的溫室。今天我走過小屋和溫室，希冀能在綠叢中發現一抹灰，可是我並沒有那麼好的運氣。

我也在三英畝大的廚房花園中做了相同的事，此處是愛丁堡公爵早些年前開發出來的，皇室家庭所食用的蔬果就出自這裡。同樣也見不著比利的蹤影。

一個鐘頭之後，我已經走過了莊園的大片土地，路上我們遇見了幾個園丁和維護人員，除此之外，一無所獲。

我知道孩子們差不多快要不耐煩了，於是只好掉頭回家。前一天晚上在胃裡面形成的結，此刻又多打了好幾個。我開始怕害得面對最糟的狀況。

是費雪先看到牠的。

「比利回來了，媽咪，」當我們快到莊園邊上的第一棟小屋時他說。

「是牠嗎？在哪裡？」我說。

「在那裡，妳看，」費雪伸出一根手指頭，指著籬笆的方向說道。

我的視力不及他好，所以多花了一會兒功夫才看到牠。沒錯，是比利，就站在靠近前門的籬笆上，好似正在等待我們一般。

聽起來有點瘋狂，我忽然覺得整個世界的重量頓時從我的肩上卸了下來。我快哭出來了。為了不想讓孩子認為事有異常，我忍住了淚，只推著推車繼續前進。

比利全身泥污，不過似乎並沒有明顯的傷口或抓痕。事實上，牠看起來相當開心。就在我快到門口的時候，牠拱起了背，瞄了我們一眼，好像在說「緊張什麼呀？」

「你不知道我有多擔心你，」我很想這麼對牠說，可是又怕驚嚇到孩子們。

「看吧，費雪，我就告訴你牠今天早上一定會回來吧！」我反倒這麼說。

進到屋子裡，我瞧見比利的毛皮上布滿了類似髮捲的東西。想那一定是薊或某種迷你松果，由此可見牠流浪了好長的一段路，也許上到了城堡上方的高地荒野。也許牠在那裡找到遮蔽處，然後決定留下來過夜，躲避風雨。天曉得牠的打算，我是永遠不可能知道了。老實說，此時的我也不怎麼在乎就是了。

替孩子們準備了小點心之後，我決定做一件比利討厭的事——幫牠洗澡。費雪跟著加入，拿起蓮蓬頭沖洗比利，厲聲責罵比利不肯坐著，只想擺脫衝著牠而來的水柱，這一幕還真是諷刺。

牠很高興終於被放到我拿好等著的毛巾裡。

「不要再對我們做這種事了，比利，」我邊用毛巾擦拭牠的毛髮邊低聲說道，然後才讓牠跳離我的掌心。
我當然知道，即便牠瞭解我說的，讓牠乖乖聽話的機率也是零。

墊腳石

Stepping Stones

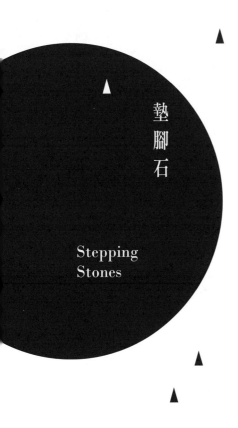

當人們說到「人類最好的朋友」時，他們指的總是狗。我瞭解為什麼；我本身就認識並且愛過很多隻狗。然而隨著費雪和比利逐漸成形的友誼，我開始覺得貓沒有獲得同等的認可，是多麼不公平的一件事。因為很清楚地，牠們擔得起這樣的名頭。

每天我只要走進客廳，看見費雪和比利在一起的情形，就不得不深信人類與貓之間的友誼也可以很特別。

老實說，這頗令人難以相信。他們之間的連結如此之深，連我都無法介入參與。沒錯，我希望比利能夠成為一個同伴，一個玩伴。可是牠絕對不只是一隻在地毯上滾動的有趣毛球。牠不僅有能力吸引費雪的注意，而且一次還可以持續好幾個鐘頭。從沒有任何東西曾如此佔據他的心思。就連洗衣機也辦不到。他們經常鎖在自己的小宇宙裡，費雪會急促而興奮地和牠說著話，就好像他們彼此擁有某種秘密語言似的。

比利給了費雪許多重要的東西：忠誠、一致性、再三保證、鼓勵以及安全感。此外，牠，經常在實質上，也是費雪可以倚靠的肩膀。

隨著時間一週週一月月地過去，比利也成為我們最好的朋友。克里斯和我覺得在每日戰鬥中多了一個新伙伴。就在我們搬新家，開始新生活之際，這給了我全新的信心和力量。有比利在身旁，我意識到現在自己可以繼續戰鬥，這是以前覺得脆弱的我無法面對的。

例子太多，不勝枚舉。讓費雪學會走路。讓費雪學會如廁。讓費雪學會正確地使用刀叉。戰功清單長之又長——還要更長。比利到來之前，我一直覺得自己左支右絀，更別提立下多輝煌的戰績了。現在我不再這麼認為。

所以就在戰勝奶嘴的幾個星期後，我決定解決另一個長期存在的問題——樓梯。

我有很好的理由這麼做。做為費雪長期物理治療的一部分，他將要去見某個評估動作和運動能力的人。費雪在其他項目已有了長足的進步，這大多要歸功於海倫和支撐夾板。

不過樓梯仍是一個問題項目，部分原因是因為他從不真正需要去克服這個障礙。這裡是除了克里斯父母的家外，他睡樓上的第一個家。我爸媽住的則是平房。

所以此時，費雪不是用爬的上到他的臥室，就是由我或克里斯抱他上樓，無論從哪方面看都很不理想，更別提他愈來愈重的這個事實。如果克里斯不在家，由我抱著他上去，我常會在抵達最後一階時感到呼吸困難。

海倫不再參與治療，新來的物理治療師將是一位名為林賽（Lindsey）的女士，海倫預定做到十二月中，約莫就在聖誕節前兩個星期，所以到了十一月中旬，我決定把我的計畫付諸行動。

首先我們必須安裝額外的扶手，在問過居所管家，得到裝修允許之後，我們便邀請莊園工匠邁克過來。他先在外面的階梯旁安裝了金屬桿扶手。然後又花了一天在屋內裝上真正細緻的扶手。那不僅是木製的，而且還打造成適合小手握持的尺寸。

我馬上就鼓勵費雪去使用這項新設施。在他不去托兒所的日子，我會花上半小時站在樓梯半路的平台上。上到這裡約莫十二個階梯左右。

「讓我們看看你能不能使用扶手到我這裡來，」我會說。

然後在他努力爬完一小段階梯後拍手鼓勵他。

情況自然是時好時壞。有些日子連一階都沒能上得去，繳了張大白卷。其他的日子他也許會走個一兩階，然後用爬行的方式完成剩下的階梯。有的時候他則身體倚著牆手推階梯，狀似用滑著上去。不過偶爾他也會舉起雙手穩穩握住扶手，一階一階地將自己拉了上去。

每一次他這麼做的時候，我就會說：「做得好，費雪，」

我知道需要時間和很多的練習，可是我有信心我們做得到。屋外較寬的水泥階梯則更早被攻克。每當他從托兒所回到了家，抑或我們外出購物或看完醫生回來，我會要求他使用扶手，一步一步地靠自己走上去。一開始，他會倚著牆或一隻手扶著牆面保持平衡。然而經過十多次的嘗試之後，他已經可以抓著扶手走得相當好。

每次當我拍手鼓掌時他似乎也對自己感到滿意。他常常會尋找比利，那隻總是陪伴左右的貓。

「比利，費雪爬樓梯，」他會說。

我預先警告他，有一位治療師會來看他，並且會要求他走樓梯。所以當林賽在十二月的一個嚴寒早晨抵達時，他已經有所準備。

我把費雪包著緊實溫暖，好進行戶外測試。若不使用扶手，他會扶著牆或我勉強保持平穩。不過一到了要使用扶手，他便滿臉喜色。

「很好，費雪，」當他靠著扶手輕鬆地上去之後，林賽說道。

他很高興，給了我一個燦爛的笑容。

至於屋內的樓梯，成績就沒那麼好了。林賽先要他不使用扶手上下樓梯，他不是用力地倚著牆，就是爬行上樓然後再以屁股著地的方式顛簸下樓。只有一回到了剩下最後兩階他的確用走的，不過也是在林賽伸手幫忙的情況下才做得到。

若使用扶手他的表現就稍好一些。他會用左手抓握扶手，將右手置放在前面的階梯上以便保持平穩，然後設法上到半路的平台。不過他無視林賽的鼓勵，每一回都以屁股著地的方式下樓。

林賽說她會在新年期間撰寫一份報告，並在一月裡找個時間過來看看費雪的進展。

「我想到了那個時候，他一定進步不少，」她說。

＊＊＊

聖誕節安靜地來了又去，和我們以前過的差不了多少。出於某種原因，費雪從未真正參與其中。不像一般孩子會在十二月二十四日那天興高采烈，費雪的聖誕節過得就像平常日子一樣。

這將是我們和他一起度過的第四個聖誕節，我希望今年情況會有所轉變，可是並沒有。他的托兒所安排了一齣耶穌誕生的戲劇表演，以及報佳音、聖誕老人的到訪等等節目。他也去了為巴爾莫拉員工子弟所舉辦的派對。和其他小男孩和小女孩一樣，他得到了來自女王的一份禮物。費雪很喜愛他的禮物，那是一隻按了肚子或手臂就會唱歌的小熊，不過就算這樣也無法真正點燃他的熱情。

我很氣惱，因為，身為一個母親，這毋寧提醒了我他很特別的事實。又或許私心裡，我也夢想著能夠做父母親可以做的所有事情——包禮物、妝點聖誕樹、在聖誕夜代替聖誕老人放置禮物。這些事情我們都做過，然而費雪幾乎無視它們。他對待聖誕節就像對待其他日子一樣。費雪不喜歡他的例行作息有太多的改動。

除了他，我們還有琵芭要擔心。琵芭現在還太小不懂，可是我們仍為她準備了許多禮物，而她也似乎真的很喜歡聖誕樹以及樹上的裝飾。

我們只有一次自己在家過聖誕的經驗——還是因為被大雪困住的緣故，由此可見這個節日對我們來說有多難為了。一次是到克里斯的母親那裡，一次南下艾瑟克斯和我爸媽一起過。可是今年我們不打算遠行，部分原因是我們不想面對得和費雪一起待在車上十一個小時的事實，還有就是今年我們原本就預定到克里斯母親那裡去過聖誕節的。而暗地裡我也不想讓費雪和比利分開太久。

我們為兩隻貓做了一點應急措施。我們的鄰居珊蒂和席拉同意進屋來餵貓，順便查看。他們有一個愛貓的小孫子莫瑞，他會幫忙。

我們在聖誕節早晨要離開時，相對於禮物，費雪比較關心的還是對比利的安排。他為比利放了裝盛食物的碗以及盛水的碟。然後他花十分鐘向比利解釋他要到祖母家這件事。他還告訴牠，珊蒂、席拉和莫瑞會過來看牠。

「莫瑞會和你玩，」他說，邊撫摸著牠。

一想到當天晚上我們就會回來，這實在有點超過。可是很值得，因為這意味著費雪的腦袋是平靜的。他不會在旅途當中或抵達克里斯的母親那裡後還掛心著比利。他完全知道比利會做些什麼，誰會去看牠，所以，在他的自閉頭腦裡，萬事妥當。這一點很棒。

＊＊＊

除夕夜之後一切回歸正常，甚至在新年期間，我又回頭試著去幫費雪練習爬樓梯。唯一不同的是我在不知情的情況下平白得到了一位助理。

一月初的某天早上，我注意到比利自己坐在樓梯中間的平台，就在幾小時前我站著鼓勵費雪的同樣位置上。

我從未留心牠曾坐在那裡過。如果牠想摸上樓打個盹，牠會一口氣跑上樓到費雪的臥室去——抑或乾脆留在樓下的雜物間或客廳裡。一開始我沒有多想。

次日，我在廚房聽見費雪叫喚牠的名字。

「比利，比利。等一下，」他說。

我走到走道，看見比利坐著，就在樓梯平台的邊上，俯視底下的六個階梯。費雪站在第二階上，正緩慢地走上去和牠會合。他的部分需要出很多力，一上到那裡他就好像已經耗盡了力氣般吁了一口氣。然後他加入比利，在平台上躺了下來。

再一次地，我沒有多想。我只是想著這一幕好甜美。這種情形持續發生，而我也只當它是他們之間的一種新玩法。即便我注意到自己必須更常為平台吸塵，除掉比利留下的貓毛時，我也沒有將兩件事情聯想在一起。

直到一天晚上我瞥見他們在一起的情形時才恍然大悟。

稍早，我和費雪進行了一段樓梯訓練，他並不怎合作，可以這麼說。他使用扶手走了一兩階，然後很快地就回復爬行。他甚至不試著保持直立的姿勢。我知道不必再使勁，所以馬上就放棄了。有的時候沒道理這麼逼迫費雪。

比利又坐到了樓梯上，這一次坐在通往平台的半路的階梯上。費雪開始向牠走去，上到可碰觸的距離。此時比利突然轉個頭，繼續向平台前進。

「比利，等等，」費雪說，為了追逐牠上樓而走快了一點。「等等。」直到費雪抵達樓梯平台，比利才停下不動。直到這一刻牠才把頭栽進伙伴的懷裡，開始和他玩鬧起來。

「我的老天爺，」我大聲說道。

我突然明白了。基本上牠是在告訴費雪，如果想和牠玩耍，他必須走上樓梯。牠給了費雪盡快走到樓梯頂的誘因。我從未見過費雪在上樓梯時移動得如此輕鬆利索。

我不知道該怎麼想。我的頭突然暈了起來。牠一定是學會了我站在相同位置上所表現出的哄騙伎倆，並且——天曉得為什麼——決定依樣畫葫蘆。看起來似乎不可能。真是瘋狂。我的一小部分確實認為自己就要失控了。

「少來了，路易絲，」我說道，腦筋卻以每小時一百英哩的速度快速轉動著。

當然囉，我在晚上提及時，克里斯只認為我下午喝多了。他是比利的忠誠信仰者，也是第一個告訴別人比利如何為家裡帶來安定力量的人。就這樣，他無法接受更多了。我的看法對他來說未免過於牽強了些。

當然囉，只要比利再做一次就可以證明整件事情。這個時候墨菲定律倒是出現了，愈想什麼愈不來什麼，那天晚上他們沒有再這麼做過，克里斯在家的其他晚上也沒有。至於白天，他們經常會在樓梯平台上逗留，比利會緩慢上樓，而費雪則試著追逐牠。真令人感到挫折；我甚至想要將整個過程拍攝下來，向克里斯證明這真的發生過。

我知道我看見了什麼。我知道這意味著什麼。

＊＊＊

一月初，我們收到一份林賽撰寫的報告副本。報告裡說的正是我們認為它會說的東西；費雪「大幅倚靠牆面，經常爬行上樓」，他「以屁股著地的方式顛簸下樓，不過的確握著治療師的手走下最後的兩階梯」。

我不怎麼看重這份報告。絕非因為我不尊敬林賽，我的確很尊敬她。而是因為報告已經過時，事情又有了重大的改變。

費雪現在可以輕鬆走上走下樓梯。他通常需要扶手的支撐，可是這不構成問題。我們就是為了他才裝設扶手的。重要的是我們越過了這道障礙，而且其間沒有經歷太多波折。

真難以置信。才不過一年多前，我們家還經常上演費雪完全失控的憤怒場景。每一次只要我建議他爬樓梯，他就會讓自己進入那種狀況。他會氣得半死。不過這幾個星期以來，我所遭逢的頂多是不情願或違抗而已。在費雪一到十的怒氣量表上，這充其量只到二或三的程度。換句話說，根本不算什麼。

一個月後林賽再度回來探視費雪，她看著他使用扶手，自豪地走上或走下樓梯。

「天啊，路易絲，他做得真好，不是嗎？」她笑著說道。

我們兩人都注意到比利潛伏在較上面的階梯上，往下窺視。

「我懷疑牠在那裡做什麼？也許是給予精神支持吧？」林賽笑道。
我有很多話可以說，不過決定閉嘴。
於是我只笑了笑，沈默地輕搖著頭。
「誰知道？」我說。「誰知道？」

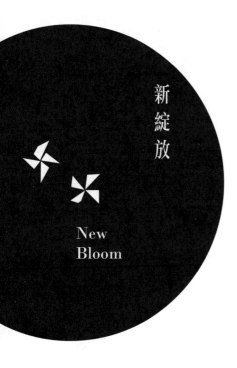

新綻放

New Bloom

高地的春天總是那麼美麗和神奇，二〇一二年的春天似乎更加如此。我們剛度過了一個相當寒冷陰暗的長冬，所以看到第一朵綻放的水仙，聽見輕柔的潺潺河水吞噬掉凱恩戈姆（Cairngorms）的最後一絲溶雪，真令人精神為之一振。

我們的運氣似乎也增長了一些。

克里斯和我學會了對費雪的情況抱持實事求是的態度，可是過去幾個月的進展讓我們萌發了長久以來最正面的感覺。

搬進莊園不僅有了更平靜、更快樂的氛圍。我們也逐漸看見令人感到鼓舞的其他跡象。

林賽寫了一份很正向的物理治療報告，並且依此找到為費雪準備夾板的矯形專家，一位在亞伯丁的蓮恩女士。

夾板的助益匪淺，不過卻顯得笨拙。它能夠伸展腿部側邊，不過也束縛住費雪的腳掌，讓他的步態顯得僵硬。夾板同時也需要定期更換，通常每六個月一次，很是惱人。

我們北上會見蓮恩，她要費雪以目前使用的夾板走動，然後做了一點筆記。我原本期待她告訴我們費雪的新夾板會在幾個星期完成，可是她有了別的想法。

「好啦，我認為這是你們脫離夾板的時候了，」她說。

「真的？」我說。

「是的，我會給你們一雙皮卓靴（Piedro boots）。」

「那是什麼？」我問。

「是一雙支撐力達到膝部的矯正靴，可是不會像夾板一樣包覆住腳底，費雪會更容易行動和彎身。」

花了幾個星期靴子才製作完成，它們一到影響立見。那雙鞋看起來有點像滑冰用的踝靴，只不過沒裝上冰刀而已。靴子馬上發揮效果；費雪在家裡的行動自如多了。

就像蓮恩說的那樣，他比較容易彎腰，總體看來也更為靈活和柔軟。我第一次注意到它們的不同是在他開始在彈跳墊上蹦跳。他同時也開始移動得更為快速，幾乎達到跑的程度，這對他來說是相當驚人的進展。

他新找到的移動力大大地鼓舞了我，而我在托兒所聽到的一段有趣對話尤其激勵人心。那時我正等著接費雪回家，一位老師向我走來，一開始我還有點擔心。

「路易絲，」她說。「沒事，我只是好奇，想問一問妳，」

「噢，」我說，儘管微笑掛在她的臉上，我還是有點不放心。

「費雪在家裡學過幾何圖形嗎？」她說。

有點讓人摸不著頭緒。

「沒有耶，」我說，「我們有一個可以將方形、圓形、三角形放進正確洞口的那種玩具，只是這樣。為什麼要問？」

「嗯。他今天認出了八角形、六角形和五角形，並且還能叫出它們的名稱。」

我很震驚，不過卻想弄清楚怎麼一回事。

「噢，」我說。「費雪就是這樣，總是充滿了驚奇。」

「他當然是這樣，」她說。

我知道學校很努力，總試著瞭解他的特別需求，以便規劃他下一年度的教育課程，也為他八月要進「大學校」（全天制學校）做好準備。

「妳要我問問他嗎？」我說。

「不，不需要這麼做，」她說。「可是如果妳能夠觀察一下，讓我們知道是否還有其他驚奇就太好了。這樣便可以幫上忙，讓我們打造出適合他的課程。」

我在晚上向克里斯述說時，我的新聞並沒有獲得期待中的反應。他一點都沒有嚇一跳或震驚的表情，他只是點點頭。

「噢，他一直都在玩那種東西，」他說。

「是嗎？」我說。「什麼時候？」

「嗯，和我媽在一起的那一次我們就玩過那種遊戲。」

「噢，是啊，骰子，」我說，突然間想起去年我們去探視克里斯的母親和她的伴侶時發生的事。

他們是桌上遊戲的愛好者，克里斯的母親在一家慈善商店找到了這個蛇行和階梯的遊戲。像我一樣，她在費雪身上試遍了各種玩具，希望有一天他會喜歡其中的一件。這一件似乎勾起了他的興趣。這種大片塊的遊戲比較適合他玩，因為他握不住太小的物件。

克里斯的母親在遊戲進行中將骰子交給了費雪。他擲出骰子，趁還沒有人有機會出聲以前，他便喊出：「五。」

的確沒錯，是一個「五」，我們很驚訝他並沒有停下來數有幾個點點。

再次輪到他時這種情況又發生了一回。

「六，」他說，為自己贏得再擲一次的權利。

遊戲就這麼不停地進行下去。

「四，」

「三，」

他幾乎每次都在骰子一落地就不假思索地說出數字。只消看著點數他便知道正確的數字。

當時他三歲，而我們之前從未玩過這類的桌上遊戲。

「沒錯，我忘了那一次，」我說。「還記得他從二十倒數到一那次，他才不過兩歲呢。」

「我正想告訴妳，幾前天他也做了一兩件讓我覺得很驚訝的事情，」克里斯說道，我們兩人開始對這個話題熱中起來。

「你還對我隱瞞了什麼？」我半開玩笑地說道。

「有一次在阿波恩的超級市場。妳帶著琵芭進去買東西，我們倆坐在外面的車裡。費雪指著一間房子說道：『看呢，那間房子有一個風向標』。我不知道他是怎麼認得風向標的。」他說。

「還有一天晚上，他提到地心引力。我不認為他知道這個詞的意思，所以便說：『費雪，什麼是地心引力？』，他看著我說『讓你不會掉下去』，然後就走掉了。」

我們兩人忍不住笑了出來。他絕不可能在托兒所學到這些東西。那裡只針對二到四歲的孩童，主要聚焦於遊戲和活動。此時他們正忙著為春天的課程收集水仙花呢。

所以問題是，他從哪裡獲得這些資訊的？我們知道他還不會自己閱讀，一向都是由我們讀給他聽。也不可能是電視，因為他唯一收看的節目是ＢＢＣ兒童頻道的《湯姆和傑瑞》（*Tom and Jerry*）、CBeebies 頻道以及其他若干兒童頻道。如果播放這些以外的節目就會惹惱他。

這就是全部了，真的。他當然不會自己偷偷觀看《國家地理雜誌》（*National Geographic*）頻道的數學、氣象或科學節目。嗯，至少我不認為他會。我現在疑惑極了。

這個，再一次地，是自閉兒童的矛盾現象之一。根據傳統說法，他們的發展不如一般小孩。可是他們經常擁有超越正常孩童的超齡能力。也常聽過所有自閉兒都是天才的這種老話，我才不要他被歸類於某種「雨人」，能夠背誦電話號碼並且在賭場記憶賭牌。然而這絕對是他尚待開發的潛能。

也讓我理解到他絕非是某些人認為他是的那種絕望案例。

這給了我很大的信心。我一直都很擔心費雪的教育。他在亞伯丁被診斷出是自閉症時，我們聽到的字眼總是縈繞在我的腦際揮之不去。「費雪上不了常態學校。」

在某方面，我們已經公然挑戰了那個相當悲觀的預測。他的托兒所就不是一間「特殊需求」學校。沒錯，他是所內唯一需要特別關注的小孩，不過多數時間他也只是班上的一個普通成員。在內心深處，我希望他能夠進入一間好小學，有很多同齡的孩子，而他也被一視同仁。

我甚至在腦中勾畫出了一幅美好的景象。我就在那裡，站在學校門口，看他穿著制服，肩上背著背包昂首跨步。

我知道可能不容易。他的問題太龐雜，不可能搖身一變就成為一個正常學童。可是身為母親總可以做做夢，不是嗎？這麼一丁點的振奮新聞的確讓我重拾起了信心，認為可能性是有的。當充滿新意的春天來臨，白日逐漸變長之際，我萌生了前所未見的決心，決定給予他一個機會。

＊＊＊

一如既往，費雪的生日迎上了第一股春天氣息。真不敢相信他已經四歲了。他來到這個世界，差點哭垮牆壁，似乎才是昨天的事。

對比於他從來沒有「過」的聖誕節，費雪真切地回應了自己的生日。我想那是因為這一天聚焦在他身上的緣故。而它也合乎費雪對次序的要求。他可以聯想到他又多了一歲，他又可以多加上一個數字。在他飄忽的自閉頭腦裡，我想這一點很重要。

所以我真的喜歡每一年這個時候所鋪陳的相同程序。始於生日前一天，我先幫他烤好一個特別的生日蛋糕，上面妝點著他的名字、年份，還有單一支數字「４」的蠟燭。接著，等他上床睡覺之後，我便開始布置廚房以及屋子的其他部分。

我將蛋糕置於餐桌的正中央，而所有給他的卡片則圍繞著蛋糕擺放。然後再掛起大大的「生日快樂」橫幅字樣和彩色紙帶。

克里斯和我開始吹起氣球，將氣球和禮物放到起居室。克里斯還會吹起一個特大號的氦氣球，上面有個大大的「４」字。然後他再掛起另外幾組「生日快樂」的橫幅字樣，一組擺在客廳，另一組則掛在浴室門上，費雪早上從房間出來第一眼就能看見。

費雪喜歡一成不變的例行作息，他對於第二天早上起床後的那一刻感到非常興奮。「是我的生日。費雪四歲了，」他說，連說了好多好多次。

比利似乎知道發生了什麼事，已經進到廚房去盯著氣球瞧。很不尋常地，牠坐到了費雪的椅子上。而這似乎增長了費雪的興奮程度。

「比利，是我的生日。費雪今天四歲了，」他每吞每一口早餐都要說上一遍。

然後我們全都湧到起居室，費雪的情緒開始升溫。克里斯和我放置了幾件禮物在那裡。一如既往，我們只能猜測。費雪也許喜歡也許不喜歡，不過看著他一次一個，有系統地拆解禮物仍令人感到愉快。

今年我們幫他買了 LeapPad 電腦，LeapPad 是一種很可愛的兒童學習平板，他可以在上面玩些互動式遊戲。我們同時也買了耳機和一些遊戲。

比利黏在費雪的身旁，對拆解包裝紙很感興趣，逕自把鼻子埋了進去。克里斯好玩地將一球捲曲的絲帶扔過房間，牠旋即相中，當成目標死命追趕。看著牠和我們這群人的有趣互動真的很溫馨。畢竟牠已經是家裡不可或缺的一份子了。

那天是正常的托兒所日，所以我必須幫費雪準備好，出門上學。他沒有抗議；只要能夠戴著他的「我四歲」徽章，他就很快樂。他還知道托兒所那邊，就像對待其他孩子那樣，也會為他準備一個生日蛋糕。稍晚我從托兒所接他回家後，他便窩在起居室玩他的LeapPad電腦，這個舉動大大取悅了克里斯和我。去年我們花很多錢買了一部用電池驅動的警察腳踏車，結果他卻不屑一顧。

接著我們為他唱生日快樂歌，請他吹蠟燭。然後便一切如常，再回歸到遵照例行作息進行的夜晚。

我們還不到邀請其他小朋友的階段；費雪在托兒所仍十分淡漠。他會坐下來和其他孩子一同玩耍，可是他們之間並沒有真正的互動。所以說他沒有任何「伙伴」。在某方面，這讓我覺得有點悲傷，不過我知道他有琵芭以及最好的朋友比利。

生日過後幾個星期，我們再度見證了他們之間的連結有多深厚。

費雪必須前往醫生那裡接受最後一次的MMR疫苗接種，預防麻疹、腮腺炎和德國麻疹的發生。很奇怪地，他並不排斥注射。你會期待打針成為一場惡夢，可是不然。多年來他打針注射不計其數，可是從沒有大吵大鬧過，連一次都沒有。這一次也不例外。

不幸地，回到家後他的情況便急轉直下。在車上還好端端的地，回家後才過半小時，就無精打采並且開始發燒。我沒有馬上打電話給醫生；我曾被告知，在預防接種後的幾個小時極有可能出現高燒和倦怠的現象。我只需幫他補充水分，確認沒有燒過頭即可。他不想上床睡覺，所以我就讓他靠在客廳裡電視機前的沙發上。

克里斯還沒有下班，我必須準備晚餐，琵芭則極不尋常地鬧起了脾氣，所以我只能遠遠地留意著他。幸好比利解決了我的問題。

當我們回到家時，牠已經等在外面。又一次地，牠似乎意識到有人需要牠。我才剛把毛毯裹在沙發上的費雪身上，牠就出現了。牠敏捷地跳上費雪的膝頭，緊緊蜷曲成一團，躺在那裡，幾乎一動也不動。

比利是一隻活潑到無法久躺的貓，所以我以為稍後再來查看時，牠一定已經走掉了。可是牠沒有。大約二十分鐘過後，他們倆仍在那裡，糾纏在一起。比利，很顯然地，哪兒也沒去。我頓時停下了腳步，這情景幫我證實了早已懷疑的一些事情。

有很多文章都提到貓可以識別出人類的病痛。根據其中的一些說法，舉例來說，牠們能夠在癲癇發作前便預先察覺。也有人認為貓的咕嚕聲具有治癒人類的療效。聽說是和它的振動頻率有關。

我不是科學家，也不清楚是否有足夠的證據去支持那些理論。不過我卻知道那天下午我看見了什麼。比利不到巴爾莫拉莊園的庭院遊蕩，尋找田鼠或小鳥，反而選擇待在屋內陪伴費雪。牠不是為了自身的娛樂而做這件事的，因為並不好玩。費雪沒有心情和牠在地毯上打滾，抑或在樓梯上、花園裡玩追逐遊戲。那還剩下什麼理由呢？

那天晚上，等克里斯下班回到家，費雪的溫度已經降下了一些。不過他依舊不穩定，人也不舒服。所以我們決定餵他一點輕食，送他上床睡覺。

比利習慣等費雪入睡，然後再溜進夜幕中，晃蕩各把個鐘頭。今晚則不然。牠自己跑到床尾躺了下來，費雪則縮著腿，就這樣一直到天亮，直到牠的伙伴逐漸康復為止。此時牠才覺得可以卸下職責，一溜煙穿過貓用活板門，消失得無影無蹤。

＊＊＊

有好幾次我都懷疑自己是否投射太多東西在他們的友誼上，是否誇大了比利對費雪的影響力。

克里斯依舊抱持懷疑的態度。他不否認他們對彼此的關愛，不過也只視其是男孩和寵物間的友誼罷了，不多不少。

有的時候我覺得很愚蠢，甚至天真。一隻貓怎麼可能對一個小男孩產生如此大的影響力呢？尤其當我在白日的寒光中目睹這一切時，真覺得不怎麼合理。

那個春天又發生了幾件事情，進一步證實了我的懷疑。有史以來第一次，我開始覺得自己也沒那麼天真——或愚蠢。

費雪會因為聽見某人在敲門而感到高興是很罕見的，可是一天早晨，他對敲門聲的反應卻是直接跑到走道上。

「是凱伊嗎？」他問。

「是的，費雪，我想是她，」我說。

凱伊是費雪從小就認識的職能治療師。她約定好要來探視費雪，評估他的進展。

在費雪所有的治療中，不知怎地，職能治療最看不出成效。這種治療旨在協助他練習日常生活所需的一些功能，舉凡刷牙、穿長褲、吃晚餐到用鉛筆寫字等等皆是它的範圍。

訓練過程成為他和他的治療師之間的角力，進步不大。我們懷疑很大的原因和他的打定主意不做什麼的決心有關。所以有陣子我們因為效果不佳而中斷了治療。於是我只好擔起教導他的責任，成敗則參半。還有一年左右他就要上全天制的學校了，我知道我們必須一勞永逸地克服這些問題。他仍不太會使用刀叉、拿握鉛筆。我們必須很快地做出點成績來。

因為這個原因，凱伊只在費雪非常小的時候，在他被完全診斷出來以前幫過他一陣子。她已經好幾年沒有見到費雪，他的進展讓她大吃了一驚。

一開始，費雪和她聊天。

「我在你還是小寶寶的時候見過你。那時候你住在另一間房子裡，」她說。

「是比利住進你們家的那一間嗎？」

凱伊疑惑地看看我。

「我不認識比利，」她說。

「牠是費雪的貓。噢，牠在這裡，」他說，看著正從前廊的貓用活板門鑽進來的那位朋友。

「噢，你好，比利，」她說。

我想讓凱伊看看費雪在行動方面進步了多少。

「上樓梯給凱伊看看，」我說。

「好的，來吧，比利，」他說，邀請牠和他一同爬樓梯。一瞬間比利已經上到了中間平台，等候費雪。

接著他們雙雙躺下，摟抱了好一會兒。

「啊喲，真甜蜜，」凱伊說。

和往常一樣，我們還有一些紙上作業待完成。

所以在觀察費雪幾分鐘後，我邀請凱伊到客廳喝杯茶，此時費雪則躺在客廳的地板上看電視。

他和比利如平常般互動著，磨蹭著臉龐，摟抱著彼此。我沒多想。對我來說，這就和太陽升起一樣自然。

正在向我解解釋某件事情的凱伊突然之間走了神。

「喔，真的很不尋常，我從沒見過小孩和貓像這樣互動，」她說。「這種情形多久了？」

在此之前，沒有人問過我關於他們之間的關係。我向她解釋我們如何在九個月前收養比利，以及他們如何馬上產生連結。

我告訴她在阿波恩的第一晚所發生的事，她非常驚訝。凱伊知道費雪小時候有多敏感、多膽小，她無法相信他會走進籠子，和比利一起玩得渾然忘我。

我勉強提到我覺得比利帶來的影響有多大。我不想讓自己像個瘋子似地大聲嚷嚷。結果我並不需要如此。

「貓真是神奇的生物，不是嗎？」凱伊說。「我有比利是英雄的那種感覺。」

她給我的那個眼色告訴我她完全瞭解發生了什麼。

＊＊＊

在凱伊探試過後幾天，另一位老朋友，「護貓」的麗茲撥了一通電話給我。

她請求幫忙。這間慈善機構為了提升工作知名度，亟需尋求一些關於人和貓之間的「良善」故事。

「我老是記掛著費雪和比利，他們倆最近可好？」她說。

說起貓，麗茲比任何人都要有同理心，所以我告訴她我確信比利曾做過的一些事情。向一位我認為能夠理解這一切的人傾吐，是極好的宣洩。

「噢，太好了，路易絲。我就知道他們對彼此都好。我可以寫成一篇小故事，登在『護貓』迪賽支構的網站上嗎？」她說。

「當然可以，」我說。

我把這件事忘得一乾二淨，直到幾天後的一通電話，這一次是倫敦「護貓」聯盟那邊的人打來的。他們看見麗茲放在當地網站上的故事，打來詢問是否可以在全國各地使用。

「我們想提升『護貓』的知名度，不過對於瞭解自閉症以及動物所能提供的協助這方面也可受益。聽起來費雪和比利之間似乎發展出了很特殊的友誼，他們正是我們要找的對象，」那位女士說。

我有點不太確定，於是問她想怎麼做。

「嗯，我們想要接洽全國性報刊，看看誰有興趣刊登這種故事，」她說。

我請她給我幾天的時間考慮，讓克里斯和我好好地想一想。他，當然了，在我提及時完全愣住了。

「他們為什麼要寫費雪和比利的故事呢？」那天晚上待吃完晚餐，孩子們上床睡覺後，他搖頭說道。

「因為他們認為他們的友誼很有份量，可以引起人們的注意，進一步瞭解到貓是如何幫助像費雪這樣的孩子的，」我說。「只要能幫到和我有相同處境的媽媽，我想我們就應該去做。」

「好吧，」他說。「只要不惱怒費雪，我看不出能有什麼害處。」

次日我回電給「護貓」的那位女士，告訴她可以進行了，可是並不期待會再聽到任何消息。才不到一個鐘頭的時間，她又來電告訴我們一則相當驚人的消息。

「嗨，路易絲，《每日郵報》（*Daily Mail*）的人想和妳談一談，」她說。

我吃了一驚。我原本認為我們的故事頂多是在婦女雜誌上填補個幾行空間。我可沒有期待一家全國性的大型報紙會感興趣。

「嗯，好啊，」我說。

任職於該報，一位也叫做麗茲的女士稍後打了一通電話給我，並在電話中問了一堆問題。費雪的狀況如何？為什麼我會決定讓他養貓？比利是怎麼幫他的？比利來了以後，費雪又有怎樣的改變？

整個過程都很不真實。過去幾個月，我才覺得自己盡想些有的沒的，活像個傻瓜似的。現在我卻向一堆人吐露這些事情，其中還包括擁有百萬讀者的大報記者。真有如一場靈魂出竅的經驗。

麗茲必須和先她的編輯商量，不過她說他們可能會派一位攝影師過來拍些費雪和比利的照片。

「你們一定要事先通知，」我說。「我不要任何人無預警地出現在家門口。」

「那是當然，」她說。「而且我們會確認他是一位經常拍攝像費雪這樣的孩子，同時也善於拍攝動物的人士。」

再次地，我想這件事最後恐怕會石沈大海，不過就在幾個小時後，那位記者又來電說已經安排好攝影師了，是一位名叫布魯斯·亞當斯（Bruce Adams）的人，他將在幾天後到家裡來。

我向費雪說明整件事情，他難得地心平氣和。

「有一個人要來我們這裡，幫你和比利拍照，」我說，小心不讓他覺得有任何壓力。

「好的，」他說，然後逕自走去告訴他的伙伴這個消息。

「比利，有人要來幫你拍照。」

結果亞當斯是一位非常好的人。他曾和殘障兒童一起工作過，對象中包括一位後來成為服裝模特兒的唐氏症女孩。他同時也拍攝過許多動物。

從前的費雪會對他充滿戒心，不過這個新的費雪就沒有問題了。我不太確定比利是否會一如往昔般合作，然而牠似乎也喜歡亞當斯。牠和費雪雙雙躺在地毯上，就像這個星期以來他們常做的那樣，滾成一堆，磨蹭著彼此的臉。

「太棒了，」亞當斯在不停按下快門的半個鐘頭裡，一直不斷重複著這句話。

亞當斯說作品要發表時報紙那邊會和我們聯絡。我再次告訴自己也許不會有任何結果。這一次我的謹慎態度顯然是對的。三月來了又走，接著的四月和五月也一樣。我爸媽是《每日郵報》的忠實讀者，所以我請他們幫忙留意。沒有一丁點的消息。我有點氣惱。至少也要讓我看看照片吧。不過它很快地就被我拋諸腦後，因為我還有更重要的事情要做。

改變規則

Shifting the Goalposts

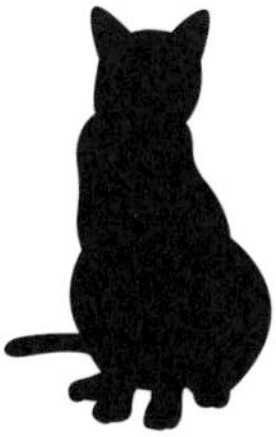

費雪出生後，我所得到的最佳忠告，毫不意外地，是來自另一位媽媽。我大約是在費雪被診斷出自閉症的時候認識她，那段時間我們經常往返亞伯丁。

她是一位殘障兒的母親，我們一起喝了幾次咖啡。

「做為殘障兒的父母很不一樣，」她告訴我。「妳無法計畫未來，妳必須忘記妳的夢想和抱負。妳只能活在當下。」

這道理簡單到不像真的，而我卻花了一點時間才肯接受。我天生就愛盤算，是一個會自動望向未來的人。這可能是我所屬的星座導致的吧。

當學會和費雪的狀況妥協之後，我瞭解到她話裡的真實性。緩慢且確定地，克里斯和我學習一次只聚焦於一天、只聚焦於此時此地。這種領悟絕非來自深富哲理的靈感等等。我們也不閱讀時下流行的那種「活在當下」的自救書籍。它更像是一種不明的察覺，因為只要有費雪在，沒有東西一成不變。規則永遠在變。

這些睿智的話語於二〇一二年的夏天，就在我們以為自己往某個方向前進而卻中途轉往另一個方向時，再次縈繞我的心頭。規則戲劇化地改變了。

費雪很難預料。他的情緒可以在一分鐘內或一天中完全翻轉。這就是我們面臨的實際狀況。總之，大體而言我們很幸運。他總在他的不一貫中保持一貫，如果這樣說得通的話。我們知道哪些事物會惹他發火，而我們也透過艱辛的經驗，學會處理這些狀況。我們也知道總有改變的契機。而這也真的發生了。

當改變契機來臨時，我並沒有辦法伸手介入，第一個徵兆來得很不順當，那是他知道了最喜歡的托兒所助理即將離開。她是一個有著無限耐性的開朗女孩，和費雪相處時尤其如此。她真心喜愛費雪，而費雪也很喜歡她。

所長凱絲告訴我她即將離職。她在一間大點的學校找到教學助理的全職工作，並且理所當然地接受那份工作。

我告訴費雪這個消息，就像是她背叛他似的，他突然宣佈他不再喜歡她了。更糟的是，他也開始不想上學，因為她還在那裡。

早上到托兒所上學這件事原本已運作得十分平順，至少就費雪這方面來說。然而才過了一晚，馬上成為開戰區。如果我們早上抵達時看見她的車停在停車場，他便開始尖叫吵鬧。「我不喜歡她，」他會這麼喊叫。「我今天不要看見她。」

我往往必須花上十來分鐘安撫他，說服他進學校。有一次我甚至棄械投降逃回家去。

一直到那個女孩離開後，費雪才平靜下來。然而這個意外似乎觸發了其他行為。說來奇怪，這就好像他遇到瓶頸，撞到一堵牆似的。許多已經發生的正向事物開始崩解。

另一件讓人糾結的事情是他在家裡愈來愈焦慮。從托兒所回來後他會突然說出沒有人喜歡他這種話。

我試著向他再三保證。我告訴他某某人和某某人都很喜歡他，可是他聽不進去。

「不，她不。她不喜歡我，」他會說得像真的一樣。好一陣子不見的那種氣得臉色發紫的情況再度出現了。

於是我向凱絲詢問，他是否和其他小朋友有過衝突，可是沒有。他和其他小孩並沒有真正的互動，所以實在看不太出來誰惹惱了他。

這件事似乎也削弱了他的自信，因為他竟然生出琵芭、克里斯和我也不喜歡他的那種想法。

「爸爸不喜歡我，」他會沒由來地這麼說。

「那不是真的，費雪，爸爸愛你，」我說。

他聽不進去。他摀住耳朵，尖叫到我停下不說為止。這個奇怪的行為繼續升溫，最後他對每一件事都感到不舒服、不快樂。接下來他的所有焦慮開始圍繞著同一個主題打轉，那就是他的臥室。

克里斯和我費盡心機，幫費雪打造了一個令他覺得舒服安全的空間。瞬間，我們放在那裡的每件東西似乎都出現問題。

他抱怨的第一件事情是牆壁的顏色。我們將房間漆成一種非常淺，幾乎無色的黃色。一天晚上，我正試著送他上床睡覺，他突然坐了起來，用手摀住耳朵，宣稱「牆壁太吵了」，接著便開始哭鬧到差一點沒把整座房子給哭垮。情況很是嚇人。

這件事似乎使得他整個翻轉，他開始抱怨各式各樣的事情。過了一天左右，克里斯和我被他的尖叫聲吵醒。天色一片漆黑，他的喊叫聲是如此淒厲，有那麼一瞬間我們還以為遭人闖入。可是當我們跑進他的房間後，他卻告訴我們「花兒要從天花板上掉下來了。」我們一頭霧水。完全不清楚他到底在說些什麼，最後才推敲出他指的是我們黏在天花板上會在黑暗中發光的星星。過去這些星星安撫了他，可是現在，出於某種無法解釋的原因，它們正好相反。於是我們只好將這些星星拆了下來。

很快地我們又做了其他的改變。費雪有一條十分討他歡心的拼布圖案被。被上拼有迪士尼人物。一天晚上，我剛幫他蓋好被子，他突然連踢帶搥地扯掉那條被子。「我不喜歡它，它把我關在裡面，」他說。

「那麼要換一條被子嗎？」我說。

他光點頭。所以我換一條純白的被子。

接著他便針對鋪在床墊上以防發生尿床這類意外的防水「保潔罩」。突然之間，那也不對，那也惹惱了他。那條「保潔罩」也得拿掉。

他也宣稱他再也不穿睡褲了，因為睡褲害得他不能移動小腿，還磨到他的膝蓋。

情況愈演愈烈，令人難以忍受。就寢時間儼然是一個地雷區，更確切一點，應該說是開戰區。相形之下，最近幾個月的洗澡時間就顯得平靜多了。然而也沒好到哪裡去。他會在洗澡時對他的房間發作。他會抱怨說他不想去房間看那「很吵的牆壁」，他也不要被「關在」被子裡。真令人氣餒。我們之前的努力成果似乎又倒退了回去。

然而這其間出現了兩樣東西成為我們的救贖。首先是一本書。書名就叫做《星期三是藍色的》（*Born on a Blue Day*，天下文化出版），那是一位患有學者症候群的人士的自傳作品。閱讀它，讓我對自閉症又多了一些瞭解，同時也在費雪身上看見許多相同之處。

例如，這個人對秩序的強迫性需求如此之大，他的早餐只吃剛好四十五公克的麥片粥，在沒有數清楚身上衣物的數量前絕不走出家門。相較之下，費雪那馬麥醬土司必須切成正確三角形狀的強迫性表現似乎就輕微多了。

這個人如果緊張或不高興時會閉上眼睛數數。我認為費雪也會這麼做。

在許多方面，這本書都是一個救贖；讀著它，我感覺自己第一次認知到費雪個性上的一些面向。在某篇章裡，作者描述了自己不僅有驚人的計算能力，而且數字在他腦中具有不同的形狀、顏色和質地。他提到某特定的顏色會令他氣惱。有一次他在聖誕節收到一輛紅黃色的腳踏車。他絕不可能騎上那輛車，因為它看起來像著了火一般。他也說自閉症患者往往將不同的感官混淆在一起，例如，他們會認為自己聽見了所看到的東西。讀到這裡，那片丟失的拼圖終於歸位；這不就解釋了為何費雪會抱怨牆壁的顏色「很吵」了嗎？

從他第一次抗議之後，我們將想要測試的顏料先在牆壁畫上幾筆，陸續實驗了幾種顏色，沒有一種管用。於是一天晚上我對克里斯說道，「為什麼我們不讓他自己選呢？」

「我認為值得一試，」他說。

於是我從最近的ＤＩＹ商店拿來一份得利塗料（Dulux）的色卡，然後在某天晚上拿給費雪看。

「費雪，你要房間漆上哪種顏色呢？」我說。

他的手指頭指向一種很淺的藍綠色。於是他得到了那個顏色。克里斯和我花整個週末重新裝修他的房間。到了週末尾巴，費雪已經有了一間藍綠色的臥室。

受到第一本書的鼓舞，我又陸續買了其他書籍。我找到各種有用的建言，其中有許多均強調秩序和條理可以帶給自閉症患者平靜。

費雪的玩具總是散落在地板上，準備隨時供他取用。遵循某本書的建議，我把所有的玩具放到一個玩具箱內，然後將其滑進他的床底下。

我同時也將整個房間統合成新的藍綠色調。我幫他選了一套印有綠色恐龍的白色床組。我也找了搭配房間的一些藍色和綠色調圖片。再一次地，出自於我讀過的某本指導書籍，克里斯和我畫了一點東西，我們煞費苦心，花了許多功夫確定它們必須完全等高等距。又是一次的「嘗試與驚恐」過程。費雪會突然反對某個物件的置放，於是我們必須將其移除。不過我們終究還是完成了，在經過六個月的努力之後，我們逐漸奪回就寢時間的掌控權。

另一個幫到我們的就是比利。牠最是我們的救贖。牠似乎很早就察覺到費雪會在就寢時間鬧脾氣。於是牠打破自己的時程表，在晚間逗留徘徊得更久些。

像往常一樣，牠會在費雪發怒時進到浴室來，將腳爪擱在澡盆邊上。當費雪抗議說他不喜歡睡床的某個元素時，比利會躺了上去，有如說道這很ＯＫ一般。

我們常常藉由牠來說項。

「看啊，費雪，比利喜歡你的床，」我會這麼說。或說「看啊，比利喜歡你的被子」。

每每都讓費雪再次平靜了下來。

「感謝老天爺給了我們比利，」克里斯和我經常這麼說著。

我們知道我們不能不理會他的退步。

我們不能就此掃到地毯下面，眼不見為淨。所以我們將其提交給亞伯丁一位要對費雪進行評估的心理醫生。在會面之前，他們要求我事先羅列出費雪目前的狀況。

基本上，我必須列出所有正面和負面的事例。於是一天晚上，在克里斯、比利和我再次費盡辛苦地把費雪送上床之後，我坐在電腦螢幕前開始打字。〈費雪的近況〉，我在頁面的最上端寫下這幾個字。然後開始羅列出所能想到的每一件事情。此舉有如重現我們當時的生活片段。我看著那張紙，搖搖頭，仍對我們那段時間所過的生活不能置信。

我先做一個概括性的描述，然後列出目前認為最為正向的事物：托兒所。他安靜地在那裡茁壯成長著。即便他還是以自己的方式說話，然而他的語言能力的確進步了很多。雖然沒有直接的互動，他也能在其他孩子的身邊開心玩耍。

在家裡，林賽為他設計的物理療程開始有了回報。他現在能夠利索地上下樓梯。我沒提到比利經常扮演的鼓舞角色。

心智上，他目前展現了絕佳的記憶力，尤其在和汽車有關的事物上。如果我們出外到某地，他能夠馬上記住路線。他也如同凱絲預測的，從汽車的顏色進步到正確識別出在路上碰到的廠牌和車型。「那一輛是路華（Range Rover），」「那一輛是福特（Ford）。」他會這麼說。

歸結起來還是有許多正向的事物可寫。例如，他的視力相當好。他能夠比我和克里斯更早看見某樣東西。我們往往不相信他的說詞，可是走近一看總是他對。克里斯或我認為他連地表上的一個小點都能看見。

我也提到費雪在數字和形狀方面的進展。

然而負面表現依舊不少。傾吐那些事項毋寧是件自苦的行為，不過我很清楚，如果要讓精神科醫生幫上忙，我就必須這麼做。

他的許多問題都是屬於感官方面。最近的災難是梳頭髮，只要試著梳開打結或糾纏的頭髮，就會引得他勃然大怒。

我也描述了所有和他的臥室有關的問題，從睡褲到牆壁的顏色等等。

他仍容易失控，可以在很短的時間內怒火中燒。倘若不清楚即將發生的事，他就會非常緊張，我們必須不斷地預先向他解釋整個事態和發展。

那一天，有個他不喜歡的電視節目《淘氣的諾弟》（*Noddy*），在無預警的情況下出現在螢幕上。他馬上摀住耳朵開始哭鬧。

我知道醫生們也會問到費雪在日常生活上的操作問題，尤其考慮到他即將上「大學校」（Big School）。此刻，我開始覺得疲累了，於是我只將它濃縮成長長的清單。

「費雪不會做的：拉拉鍊、扣鈕釦、綁鞋帶、穿衣、脫衣、使用刀叉。」清單還沒列完。至於如廁訓練，這個最令人頭痛的問題，我寫下它被「斷然拒絕」。

列在負面欄位的事項要比正向欄裡的多很多，這在許多方面都讓人覺得十分沮喪。我在幾個星期前的樂觀看法突然一掃而空。我的情緒很低落，然而不久後我的情緒還會更低落。

幾個星期過後，我將費雪和琵芭放入車中，開車到亞伯丁會見亞伯丁兒童醫院的臨床心理主治醫生。

打從一開始就令人很不安，醫生的房間顯然經過設計，是專門用來評估兒童的，因為有許多玩具散落在地板上。費雪毫不意外地走向一台車，馬上把它翻了過來，然後開始轉動它的輪子。我也帶著琵芭一起過來，她則找了幾個娃娃，也在角落玩將起來。

醫生有一個文件夾，裡面應該鉅細靡遺地放了關於費雪案件的各類筆記，不但時間上可回溯到他十八個月大的時候，就連不同治療師的最新報告也涵蓋其中。

她和費雪談了一會兒。他的心情不錯，與她相處愉快。接著她和我長聊，在談話中，她問了許多行為上的問題。一如既往，我誠實以告。美化事態幫不了費雪。

我陳述了三個主要問題——他對周遭世界的理解和適應能力，他最近幾個禮拜所表現出來的自尊心問題，以及最後但也很重要的一項，他完全缺乏自我打理的興趣，尤其是在如廁方面。

我們聊到最近遭逢的問題，並且深入到比較細節的部分。除了別人以外，她也想知道費雪平常和我、克里斯、琵芭的相處情形。記錄中清楚顯示，他和其他孩子在一起時，通常在下課和午餐時間會將自己孤立起來。我告訴她，我懷疑這可能和一位他非常喜歡的老師要離職有關。她聽到這裡便認為很重要，馬上振筆疾書。至於我提及比利和牠的正面影響力時，她顯然沒有多大的興趣。

她的關注重點似乎擺在費雪即將到「大學校」就學這件事上面。她覺得這是費雪能否繼續成長的關鍵。我們全都同意如廁訓練是目前最需要優先考慮的項目。為此她也列出了一長串她認為我能做的事情。

她認為我應該嚴禁費雪在白天使用尿片，「不必理會意外可能發生的風險」。接著我也應該逐漸移除費雪的夜間尿片。她建議當我帶他去托兒所時放一條毛巾在他的汽車安全座椅上，以防萬一。她也警告我，在最初的二到三個星期中，可能會有許多意外發生。

有鑑於此，她建議我「在家中樓下某處和車子裡多放一些備用內褲和長褲」。我的腦子糾結在這要多洗燙多少東西啊，不過我還是將它納入了考慮。

此外也有一些我贊同的做法。她很感性地建議我低調處理意外，不要「斥責或訓誡他」。她同時也提供了一個有趣的點子，那就是在牆上掛一張表格，他每保持乾爽一個鐘頭，沒有任何意外發生，就在表格上貼一張微笑貼紙。

她建議將這個做法延伸到實質的獎勵。有些很可行，例如，做到就讓他觀看一個喜歡的電視節目。其他的則令我不敢置信地搖頭。「也許妳可以將微笑貼紙和一趟到亞伯丁看洗衣機的旅行相結合，」她這麼建議著。而反向做法則是在他不肯合作時考慮禁掉他最喜歡的電視節目。

她說我應該一直施行到暑假，「絕不能讓費雪有機會打破這個體制」。而我也必須確認他保有隱私，能夠輕鬆地帶上一件喜歡的玩具或書本，自在地在浴室裡活動。

清單可說是沒完沒了。到了離開房間的那一刻我的頭已經暈了。

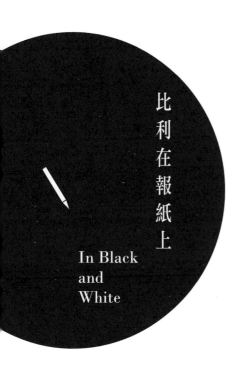

比利在報紙上

In Black and White

隨著夏天的到來，克里斯和我決定休息幾天帶孩子們南下，到艾瑟克斯去看我爸媽，那裡是離我們最近的休假選擇。

這是生活上的另一個悲哀事實，打從費雪出生之後，我們就沒能好好的渡個假。置費雪在一個他不熟的環境裡是如此困難，即便是在旅途中到旅館過夜都成為惡夢。他對外出不爽，對哪裡吃東西也不爽。又因為我們無法帶著比利同行，所以往往很難緩和這些狀況。克里斯和我基本上是棄械投降的。我們只能偶爾到克里斯母親在路西茅茲（Lossiemouth）海岸邊的拖車去住幾天，那不但離家近，我們也可以欣賞到不同的景致。

這是多麼大的生活對比呀，在沒有費雪以前，克里斯和我時常到國外旅遊。上一次出國是在二〇〇六年。接著便是親職責任。我想並非只有我們做這樣的犧牲；每位父母親都如此。

到我爸媽那兒的一個好處是他們很善於看顧費雪。那意味著我稍微可以有點「自己的時間」，這是我在蘇格蘭無法擁有的。

一天，我和美容院預約好了去整理頭髮。我爸要我順路幫他買一份《每日郵報》。我決定在前往美容院途中先買好報紙，以防必須久候手邊還有點東西可以閱讀。

不知道為什麼，就在排隊等候付帳時，我瞄到了報紙內頁。我剎那經歷了生平最大的震驚。就在第三頁上，費雪的臉孔直直地盯著我看。

「我的老天，」我說，聲音有點大，引起隊伍中一些人的側目。

我趕緊回過神來，然後快速掃瞄了一下。大標題是：**流浪貓比利的愛如何將四歲自閉兒從封閉硬殼中拉了出來**。副標則是：**比利帶來了幸福和平靜的氣氛，讓整個家庭脫胎換骨**。上面附帶一組亞當斯拍攝的照片，那是他們倆在一起摟抱，磨蹭臉龐的照片。

麗茲的文章真的很動人。她引用了許多我說過的話，尤其是這句令人頗為汗顏：「聽起來很瘋狂，不過比利就如同費雪的守護天使。」

然而這是我長久以來不斷對自己發出的中肯反思。「比利使得我們的家庭生活脫胎換骨；牠解除了壓力，牠帶來了幸福和平靜的氣氛，牠實在是太神奇了，」我當時是這麼說的。猶如聽到腦袋裡的一個聲音。

我目瞪口呆，不知該哭還是該笑，所以就兩種都來一點。

我幾乎是用跑的回家，好趕快拿給我爸媽看。他們讀著那份報紙，把它攤在廚房的桌子上，讀到嘴巴大張。我也拿給了費雪看。他不清楚是怎麼一回事，不過很興奮能夠看到比利的照片。

「外公，比利在報紙上，」接連幾天他都不停地說。

無論如何這都是很神奇的一刻。每位父母都認為他們的小孩很特別，不過少有父母能夠從印刷品中得到證實。總之，這件事如及時雨，提振了我過去幾個月來的低落情緒。相信費雪和比利的關係很神奇的我不必再覺得有罪惡感或神經錯亂。現在這已是公開的紀錄；已經成為白紙黑字了。

文章令每個人心情舒暢。尤其那個晚上，克里斯、我和我爸媽全都坐在廚房裡邊笑邊回想。

無可避免地，我們談了很多關於孩子們的事情，尤其是關於費雪和比利，這兩張出現在《每日郵報》上的臉孔，現在則被我釘在我媽廚房的軟木佈告板上。

我爸又多買了幾份報紙，還重讀了一遍。然後陷入沈思中。

「是啊，他老是提到牠，不是嗎？比利這個，比利那個，他讓我想起妳小時候，還有隔壁帕姆（Pam）養的那隻小貓。」他說。

「哪隻小貓？」我說，有點摸不著頭緒。

「妳小時候只要一張開眼就想去找的那隻暹羅貓啊。牠叫什麼名字來著？」

「霜兒（Frosty），」我媽插嘴說道，看起來有點侷促不安。

「沒錯，是叫霜兒，」我爸說。

「妳也一樣，妳只說牠。」

「我的老天，我把霜兒忘得一乾二淨，」我說，腦海中的記憶如泉湧般重現。

那時候我大約十一歲，完全被隔壁鄰居帕姆的一隻小貓給迷住了。

帕姆是一位專業育種者，也是暹羅貓俱樂部的成員，多年來曾培育出好幾隻「皇后」。每一年我都會到隔壁去看新生小貓，通常是半打左右的可愛小貓咪。經過幾年，我也在帕姆家看了不下五十隻的小貓。然而這隻就是不一樣。我對牠一見鍾情。牠個頭小小的很可愛，有著淡青毛色，出於某種原因，我喚牠霜兒。

我會花上幾鐘頭在帕姆那兒和牠玩耍。我也會在放學後找藉口直接往他們家跑。我會坐在那裡，把毛線繞在一片厚紙板上，做成像球般的小玩具，然後丟著讓霜兒發瘋似地追趕。我沒什麼特別的煩惱，是個快樂的小學生，如果不開心了，和霜兒玩個幾分鐘似乎就能去除我的煩惱。有很長的時間沒想起這些了，可是我還記得自己沈浸在我倆的小世界中的感覺，在那顆泡泡裡面，我父母或姊妹或學校的老師都無法侵擾到我們。真的很神奇。

帕姆知道我們是天生一對，所以便開口說要幫我保留這隻貓。可是我知道我還得通過我媽那道關卡，自從她懷我時被一隻貓跳上膝頭之後，她就一直很排斥貓。我的恐懼是有道理的。她說了不行，讓我因此傷心欲絕。

帕姆深表同情，決定先不把霜兒送往其他家庭，她真的很慷慨。這些小貓可是非常值錢的。每一次我過去她那邊，我都能感覺到隨著時間一分一秒過去，牠終究還是要離開的。

情況就這麼僵持了一兩個月，我試了各種方法來說服我媽，可是仍然沒有用。

一天，不可避免的事情終於發生了。帕姆突然捎來消息，說是有個家庭想要霜兒。牠是這一窩僅剩的一隻，已到了必須離開的年紀，不然就會出現行為問題。她別無選擇。

我的心碎了。整整有一個禮拜，我總頂著哭紅了的雙眼。我徹底癡戀著這隻貓。

「當我說妳不能把牠帶進我的屋子時，妳好久都不原諒我，」我媽說道，看著我沈浸在自己的思緒裡，意識到我正在想著什麼。

「不，我沒有，」我微笑道。「我只是認為自己心碎了。」

很奇怪，比利裝在白色籠子裡來到我們家的那天，我想起了帕姆，可是卻完全忘了霜兒，直到今日才又憶起。許是那段記憶被我壓抑了吧？這就是為什麼，即便過了二十五個年頭，一想到牠我仍激動不已的原因。不過我當然沒有把我和霜兒的關係與費雪和比利的友誼相提並論的意思。

「我真的完全忘了牠，」我說。

「嗯，說不定那是一種潛意識的東西。又或許那就是為什麼妳知道讓費雪養隻貓會有好處的原因，」我媽說。

「不管怎樣，這步棋下得好極了，」我爸說。

＊＊＊

我的爸媽不使用網路，而我那時還沒有智慧型手機好接收電郵。所以一直要到回家打開電腦後，我才看見關於《每日郵報》那篇文章的一堆電郵。有些來自麗茲，那位記者，她告訴我文章即將登載的消息。其他則來自另一位麗茲以及倫敦「護貓」的那位女士，她們來電道賀，並感謝費雪和比利提升了慈善機構的曝光率。

此外還有幾封信，其中一封只簡單地標明：「路易絲·布瑟。巴爾莫拉。蘇格蘭。」反應很驚人。文章旋即被放在網路上，並且引來許多評論，評論普遍都是正面的。它們無疑強化了我的信心，不是只有我一個人相信孩子和寵物間的友誼力量。「多美好的一隻貓和多美好的一個男孩呀。妳的家庭有這麼隻特殊動物的祝福真幸運，」這位澳洲人的想法道出了所有人的心聲。「奇蹟的確會在妳需要的時候出現，」另一位在美國的女士如此說道。

當然也有人會在類似這樣的故事裡找到一些宗教意涵，我們的故事自然也不例外。「在生命中的某個時刻，上帝總會派些特別的朋友來幫助我們。」某個人說道。

評論不光只針對動物或貓。這點真的讓我很高興，就像「護貓」想要的那樣，這篇文章似乎也觸及到了自閉症的敏感神經。

最揪心的評論來自一名男士，他畢生都在和這個病搏鬥。「我出生於一九四〇年代的末期，那時候少有醫生知道何謂自閉症，身為一個『奇怪』的男孩能得到的只是讓人昏沈的藥丸和進教養院而已，」他寫道。「我到了六十歲才被診斷出來，現在所獲得的支持和諒解終於讓我有了一些平靜。我們何妨藉助寵物們無條件的愛，讓更多小孩活得更加快樂一點。」讀完後我淚盈於睫，因為我太瞭解，即便是在今時今日，一個「奇怪」的小孩會如何被摒除在一旁。我本身和費雪就吃過這種苦。

在接下來的日子裡，我們收到了來自各地的成堆信件和禮物。一位可愛的女士寄了一封信給費雪，在信中不但附上她的貓的照片，還有二十英鎊。又一位則寄來有著可愛貓咪的茶巾。

不只英國，也有國外的媒體向我們邀文。克里斯和我考慮之後還是婉拒了，我們不想增加費雪的壓力。我們也無意成為名人或致富。最主要地，我們不願意讓費雪和比利成為大家茶餘飯後的新鮮話題。

如我所料，在地反應相當低迷。這裡不是個會對新聞人物大驚小怪的社區，雖然有些人的確提到讀過文章，並且很喜歡等等。

或許最佳恭維莫過於我們從艾瑟克斯回來，費雪回托兒所的第一天所受到的待遇。

「嗨，路易絲，」凱絲在我送費雪過去時向我打招呼。

「報紙上登的那篇關於費雪的文章真可愛。每個人都看到了。進來吧，看看女孩們做了些什麼。」

女孩子們在佈告版上創作了一個拼貼作品，其中有報紙文章和費雪的照片。並且還加上恭喜他的美好註記。

「比利在報紙上，」費雪看過後說道。

「你也在報紙上，」其中一個女孩說。「你真聰明。」

這一切提醒了我，我在這個地方有多快樂。從艾瑟克斯回來後的我感覺衝勁十足，已經準備好步上費雪下個階段的旅程。托兒所給予我們的溫暖和支持讓我覺得像是充飽了電的電池。然而要不了多久電池就消耗殆盡了。

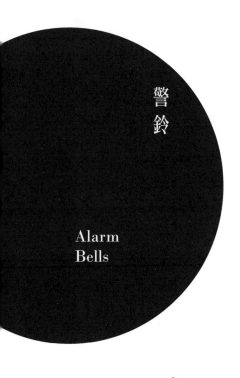

警鈴

Alarm Bells

我過濾早晨的郵件後，看見一封印有托兒所標誌的信件。暑假就快到了，所以我以為那是關於費雪的最新進展，亦或是關於她們七八月間的活動通知，這期間她們還是照常開放。

只花我一秒鐘就弄清楚不是上述那兩件事。我讀了兩次才相信是真的。托兒所馬上就要停辦。我必須為費雪的教育另做安排。

我覺得心口發疼，必須在廚房坐下來喘口氣，吸收這個壞消息。

信很短，直指重點。它說六月二十七日會是托兒所營業的最後一天，希望大家將來一切順心。信中並沒有提及替代的托兒所。

等我回過神之後，便撥了通電話給克里斯。他正忙著在城堡主建築的某個房間內牽電線，所以無法講太久，不過他和我一樣震驚。

我打電話去給其他家長，問他們是否知道怎麼一回事，並且留意不讓費雪聽見我們的對話。

「我想是因為不賺錢的緣故，」一個媽媽說道，聽起來和我一樣沮喪。

「只有八個小孩上正常班，所以那個地方一直是虧本經營的，」另一位說。

「可是，說句老實話，那裡很好，我倒願意多付一點錢讓它能夠繼續經營下去。」她又加上這句。

我也深覺如此。要擠出多餘的錢不容易，不過總可以設法。

一整個早上我老看著那封信，幾乎希望它會奇蹟似地自行重寫過，希望這一切只是一個惡夢。可是不然。

當現實沈澱下來，我開始為凱絲和其他員工感到難過。當然，我一方面覺得被她們擺了一道。真希望她們能夠早點讓我知道學校有困難。畢竟一個多星期前我才和她們聊起費雪出現在郵報上的事情。不過我還是很同情她們。她們是這麼溫暖和認真的一群人。這下子要到哪個鄉下小社區去找一份像這樣的工作呢？

最讓我憂心的莫過於費雪了。送費雪進入合適的學校無疑是場硬戰，對於費雪，凱絲和她的人員做得實在太好了，此時的我不禁要萌生世界末日之感。感覺就像好不容易前進了一步，卻又倒退了二十二步或更多似的。我覺得在許多方面都像又回到了原點。我好想哭。事實上，我也真的哭了。

我不知道該怎麼告訴費雪。他目前甚至表現出更勝以往的焦慮感。如果他覺得焦慮，想再三向自己保證一切都好，他會坐下來搖晃。「沒事的，沒事的，」他會不停地這麼告訴自己。

不再回去托兒所的想法，更甚者，到另一家新學校的想法，像在他的生活中投下一顆原子彈，是會讓他完全失控的。

話說回來，我有點懷疑費雪其實早就知道了。我想起來他可能在幾個星期前就注意到這件事了。也許這催化了他在那些初夏長夜裡的難搞行徑？也許不只是因為他最喜歡的老師的離去？也許他風聞托兒所有了麻煩？我或許永遠不會知道。我只知道我有了麻煩，一個非常大的麻煩。

* * *

公立學校在夏季會休息一段時間，在六個星期後的八月中開學。我必須利用這段期間為費雪找到接替的學校。

如果必要的話，我也可以讓他在家裡多待一年。滿五歲就必須強制上小學。托兒所則沒有特別的規定。可是我知道這不可行。費雪若要繼續進步發展，就得多和外面的世界互動，而不是縮回家庭這個泡泡裡面。我們遇到的所有治療師和專家都持這樣的看法。現在他需要跟上，最好能夠一星期上五天學。無論如何我必須讓他繼續上學。可是到哪裡去呢？

最直接的選擇是巴拉特鎮的公立學校，不過說句老實話，我們不認為那裡適合費雪。這絕非是挑剔或勢利作祟，其實剛好相反，我們知道那間學校很好，也對當地社區提供了良好的服務。不過無論就短期或是長期來看，我們都有一種完全不適合費雪的感覺。那裡的托兒所規模大多了，對於一個不喜歡大團體的孩子而言是一大挑戰。或許也會因此造成他的退步。

不幸地，我沒有多少選擇，所以我得儘快開始探聽，學校是我打電話的第一站。校長很快就回電告訴我托兒所還有名額，不過因為費雪的特殊需求，她會先和托兒所老師討論過。

「我想妳一定瞭解，」她說。

我完全瞭解。

在理想的情況下，我無論如何也不想讓費雪到那裡去，所以這個延遲給了我實行備用方案的機會。

我和克瑞西（Crathie）一間小型學校的校長約好了見面。這間學校原本是為了服務巴爾莫拉、茵佛考德莊園（Invercauld Estates）以及克瑞西、阿伯格迪（Abergeldies）的村莊而在一八七三年設立的。它是有著三間教室和一間小飯廳的傳統風格學校。校園很大，除了草坪和硬地外，還有林地和相連的遊樂場。學校甚至養了寵物兔。不過真正美好的是它的班級人數——全校從未超過十五個學童。有時候只有一打孩子分享兩位老師，即校長和另一位優秀的教師，再加上一位教室助理。這些年來我也參加過那裡的學步團體、頒獎典禮、晨光咖啡聚會和耶穌誕生劇的演出。我喜歡它的友善氣氛；在許多方面都和巴拉特的托兒所很類似。那是個充滿愛心和適合育人的環境，我目睹許多到那裡學習的莊園小孩都有不錯的成效。

總而言之，對我來說它似乎是費雪的最佳選擇。

開車到學校的路程並不遠，所以幾天後我就去找校長談話。我直白說明來意：費雪是否可以開始上全天學校，而不繼續待在托兒所。我的理由很簡單。他只因為一天之差而錯過入學截止日。如果他早生幾個小時，在二〇〇八年的二月二十九日而非三月一日出生的話，他就已經在量身訂做制服了。真的有差到那幾個小時嗎？

校長深表同情。不過她說她不能違抗法令。費雪可以「提早入學」的唯一辦法是他來自駐紮在蘇格蘭的軍人家庭，並且於四歲時已在英格蘭或威爾斯就學。這還真令人沮喪。**我為什麼要受苦受難分娩這麼長的時間？**我心裡這麼想著。

然而好消息是她很樂意費雪繼續留在學步團體。「我確信我們可以讓他在明年八月進入大學校就讀，」她說。

那真是克里斯和我壓力很大的一段時間。我們原本計畫，無論是對費雪或新學校，都要以引發最小焦慮的方式轉往全天制就學。沒想到現在卻要引發最大的混亂。我們早了幾個星期，甚至幾個月就得擔驚受怕。

最後我們得出一個折衷方案。如果巴拉特願意收他，他可以一星期到他們的托兒所三天，其他兩天則加入克瑞西的遊戲團體。如果克瑞西可行，我們就爭取明年八月在那裡上全天制學校。

聽起來似乎一切都很順當。不幸地，我們知道只要牽涉到費雪，事情就沒有那麼簡單。

他可能和其他孩子、老師合不來，抑或他也有可能會完全拒絕上學。一點都不容易。還是老話一句：規則改變了，我們就得跟著改變。

托兒所的最後上課日是六月二十七日，也是比利來家裡一週年的日子，多奇怪的巧合。預料得到，那將是極其情緒化的一天。

我沮喪極了。這二十個月以來，她們對費雪的影響很大。她們是最早看出來憤怒男孩的內裡有著甜美個性的人。她們也以一種巧妙的方式幫助他成長。舉例來說，剛到那裡時，他在遊戲時不太有想像力，只是坐著玩弄任何到手的會轉動的東西。現在他被激發出創造力，會做一些其他孩子也做的事，像是假裝他在家煮東西之類的。聽起來或許沒什麼，不過在費雪的世界裡，這猶如朝著正確方向又邁進了一大步。

她們太重要了，因為她們，我有了一點屬於自己的時間。她們給我一星期六個鐘頭左右的禮物極其寶貴，使得我有更多時間花在琵芭身上，而新生兒真的很需要母親的關注。

＊＊＊

幾天後，巴拉特學校有了回音，說他們可以錄取費雪，這在許多方面都令人鬆一口氣。有鑑於他的狀況，學校開學的第一天絕不可能是「冷靜」的。他會需要一點時間認識環境和老師，如果可能的話。所以我的第一要務是事先讓他熟悉新地方，我試著打電話和學校聯絡，不過卻沒人接聽。

總之第二天我正好要開車前往巴拉特辦點事，所以準備順路在學校停留一下。我知道學校偶爾會在夏季開放使用。我帶著費雪，心想也許我們會有不錯的運氣。可惜不然。我們能做的只是從外面看著學校，這無異適得其反，因為費雪開始發問了。

「我會坐在誰的旁邊？我的老師是誰？」我真後悔帶他到那裡去。這一切只會升高他的焦慮。而焦慮是他——抑或我們任何一個人——最不需要的東西了。

＊＊＊

只能說即將發生的巨變已經變本加厲了，我知道我必須馬上處理幾件事情。

所以一天早上，在費雪早餐作息之後，我開始把一些外人眼中極其怪異的組合物聚集在一起。沒多久，廚房流理台上就多了一個煮蛋計時器、一本圖畫書以及一個塑膠便器。

喝完我的早茶，我深呼吸了一口氣，把這三樣東放到樓下的廁所，然後走進客廳去捉費雪，接著我要第無數次地去處理費雪最大的難題——如廁訓練。

這個訓練早該完成。他現在四歲，卻還穿著尿片上學，真是不妙。在他開始到舊托兒所上課時，裹尿片似乎還行。那裡的很多孩子不足兩歲，都和他一樣還無法自行如廁。然而隨著時間，其他小孩便逐漸學會了如何使用廁所。費雪，總之，依然堅定地拒絕，連思考一下都不肯。只要克里斯或我要求他拿掉尿片去上廁所，他基本上就是哭垮整間屋子。在他頑固的自閉腦袋瓜子裡，這就是他上廁所的方式，其餘的免談。

很不幸它現在成為我們真正的問題。舊托兒所的凱絲相當支持我們。再加上她有和自閉兒相處的經驗，她知道學會是遲早的事，不過得由費雪自己決定什麼時候。也許是下個星期，也有可能是明年，甚至是後年。不幸的是我們不能再等了。

沒有完成如廁訓練就沒有辦法到新托兒所上課。不只是我，就連費雪也會變得很尷尬，會讓費雪在孩子當中顯得突兀。甚至因而變得更加「特別」。

好像這還不夠形成壓力似的，精神科醫師又寄了一封長信給我，信中反覆叮囑如廁訓練該注意的事項。

這一次是劃上底線的成堆字詞和重點項目符號。看起來很嚇人，老實說還讓人有點居高施恩的感覺。在指導費雪上，我已經累積了相當多的經驗。實在不用再像對待完全沒有照顧過孩子的笨蛋般地對待我吧。

清單上有我想要遵從的事項，至於剩下的我決定加以忽略。我要以自己的方式進行訓練。

我的姊妹則建議給費雪閱讀關於如廁訓練的書籍。

「對我家的那兩個小子很管用，路易絲，」她說。

我很驚訝這類書籍又多又廣，並且充滿了想像力。有關於海盜和救火員上廁所的故事，也有專為害怕上廁所的小孩所寫的。我選了幾本有趣的彩色圖畫書，開始在就寢時間讀給他聽。其中一本還涉及一只煮蛋計時器，以及如何利用這個東西讓孩子盡可能地坐在便器上長一點時間的有趣技巧。我看這應用在費雪身上或許可行。

我在進行訓練的前一晚便告訴了他要從第二天早上開始練習，以防他對於即將要發生的事情太過驚訝。

我知道關鍵在於必須趁他坐在那裡的時候不斷刺激他的心智，於是我帶了那本書進去。

「如果你能坐上五分鐘，我會獎勵你一塊餅乾，」我說。

他疑惑地看了我一眼，好似在檢驗我是否對他說了實話。然後他想了一下，點點頭。

真慶幸沒有人看見我屈著身子，坐在費雪旁邊的樣子。我感覺自己像是個瘋女人，手裡拿著一個煮蛋計時器，倚在尿片褲掛在膝蓋上的一個四歲男孩的身邊。

我敢說費雪已經開始沈不住氣了。

「我不想待在這裡，」他說。「我不想要。」

「為我多待一會兒好嗎？就待到這些沙子漏完，」我說。

煮蛋計時器一經啟動，裡面顆粒移動的速度就像播放慢動作影片似的。接著我看見門悄悄地開了，一抹熟悉的影子赫然進入眼簾。

比利。

我不曉得牠為何決定要走進來。牠是不是聽到我們的談話，並且被那聲響給引來？牠是不是聽到了費雪的抱怨？和往常一樣，我猶如身在五里霧中，只知道自己很高興看見牠，甚至更高興牠隨意坐了下來，把頭輕柔地擱在費雪的肩膀上。

「費雪，看吧，比利也要你使用便器呢，」我說。

讓我欣慰的是費雪又多坐了幾分鐘。一下子五分鐘已經到了。一直到又重複施行了幾回後，我才和其他人分享這個消息。撇開別的不談，我可不想要它只是曇花一現。我想讓這個習慣持續下去。

第二次嘗試的時候，我故意把門打開，好讓比利聽得到我們。無須二次邀請，牠馬上就坐到了費雪的旁邊。再一次地，煮蛋計時器裡的沙粒好像永遠漏不完似的。可是這一次我讓費雪自己拿著計時器。他被它吸引住了，當沙粒終於漏光時，他還端坐在便器上撫摸著比利，和牠說話。更好的是，他甚至還大出了一點點。

「好孩子，費雪，」我興奮地說道。「這是給你的餅乾。」

我知道費雪馬上就會把這件事告訴克里斯，可是我仍忍不住當晚在送孩子們上床後，看電視時說了出來。

「你不會相信費雪今天坐在他的便器上五分鐘，」我告訴克里斯。

「真的嗎？」他說，當真十分驚訝。

「這不是第一次，他昨天也做到了。」

克里斯比誰都知道費雪能做到這一步有多困難。不過他同時也知道我們離大功告成還很遠，一如既往。

「我想很大半是因為比利坐在他旁邊，」我說。

我看得出來他半信半疑，一如既往。

「這樣吧，下一次你和他坐一起，看看成果如何，」我說。

「好吧，何不就在今天晚上睡覺前來做？」

一個鐘頭後，在我打理完琵芭之後，我聽見克里斯上樓找費雪。幾乎同時間我也聽到門廊的貓用活板門有了聲響。

我把頭伸到走廊望了望，看見一抹黑白色的影子消失在樓梯口。我那時和琵芭在樓下，花了一點時間送她上床睡覺。到我上樓去，克里斯已經在費雪的臥室裡幫他掖被角。比利也在，一如既往。

「事情怎麼樣了？」我問。

「還不錯，」他說。

「比利進去了嗎？」我說「是呀，真有趣，牠進去了。牠就這麼把門推開，走到我們旁邊一屁股坐了下來。」

「你不覺得奇怪嗎？」我說，避免目光的接觸。

「是的，我想是的，」他說，和我一樣避免目光的接觸。

我知道克里斯不會直接承認，不過顯然他已經開始在思考這件事了。

接下來的幾週則形成拉鋸戰。有些日子費雪可以手拿煮蛋計時器坐上十或十五分鐘。也有的時候他乾脆拒絕去坐。就像精神科醫師預測的那樣，總有意外發生。費雪有幾次動了怒，不過我遵循她的建議，不當一回事，平靜以待。

緩慢而確定地，他愈來愈有信心，甚至做到自己進廁所的地步。唯一的問題是有幾次他把自己反鎖在了廁所裡面！

第一次發生時我人在廚房裡，我聽見「媽咪，媽咪」的微弱叫聲從樓下廁所傳了出來。他轉動了門鎖，不過在上完廁所後卻發現自己無法開鎖。我試著鼓勵他再試一次，不過他已經開始焦慮起來了。

「費雪不喜歡浴室，」他不斷這麼說著。

「叫它走開。」

最後我只好採取激烈做法，使用一把螺絲刀把鎖撬開。我發現費雪蹲坐在淋浴隔間裡。

儘管發生了這種挫折，他仍持續往正確的方向邁進。一個週末，我們開車北上，並且安然地抵達了克里斯母親那兒。我帶了幾塊尿片隨行以防意外發生，可是費雪沒有用上，這令每個人都很高興。暑假已到了尾聲，新學期也近在眼前，我的信心高漲，準備迎向另一個挑戰。我深呼吸了一口氣，為下一個挑戰——他的新托兒所——做好準備。

＊＊＊

離開學還有一天，我們終於有了一個察看附屬在巴拉特學校的新托兒所的機會。我們和學校談得很愉快，向他們解釋了費雪的情況，以及讓他事先熟悉學校的重要性。校方邀請我們在老師回校後隨時過來看一看。不幸地，離校園鈴聲再度在秋季響起也只有二十四小時了。這可不怎麼妙。

在坐車過去時費雪已經有點不安，所以話就變少了。我們帶上琵芭，把車停好，然後傍著克雷根達哈山（Craigendarroch）的光影，走進那棟現代建築。

學校建於一九五〇年代，現在看起來依舊相當新穎，有著寬敞的大廳和長長的走道，教室則安排在走道的一邊。費雪從來不喜歡走道，在我們開始步上走道的那一刻，他開始說服自己，感覺似乎沒有什麼問題。

此時宏亮的鈴聲突然響起。是學校辦公室裡的電話鈴聲透過擴音器傳了出來，全校都可以聽見。它震耳欲聾，使得我們四個人全都嚇了一跳，費雪尤其害怕到全身僵硬。我必須抓著他，再三向他保證沒事。鈴聲停了之後，我心裡清楚剩下的訪視行程不再具有意義。我太瞭解他了，知道一切已成定局，無可挽回。

托兒所老師幫我們導覽了學校的那個區塊。因為它屬於大學校的一部分，而這間學校所收的孩童一直到十一歲齡，所以整體氛圍很不一樣。我一走進學校就可以感覺得出來，身為一個高度敏感的小孩，我很確定費雪甚至更能感受得到。他看起來惶惑不安，緊抓著我的手不放。

在回家的路上我沒有多問。我不想顯然太慎重其事。我敢說他已經很憂慮了。我知道在不久的將來，我們將迎向真正的挑戰。

＊＊＊

說句公道話，學校盡了很大的努力，讓費雪在上學的第一週不至感到不自在。第一天，他被介紹給新托兒所的同學，不過顯然還是自個兒在角落玩耍的時間居多，很類似他在舊托兒所時的情形。那一天就在有驚無險中度過了，他似乎很高興見到我，尤其高興回到家見到比利。

我很振奮，然而過沒多久麻煩就找上門。

學期開始的第三天，我到學校時發現他的情況很糟糕，他哭鬧不休，看起來十分焦慮。

「怎麼了，費雪？」我說。

「廁所不乖，」他說，抓著我的手。

我之所以沒有提起他最近才接受如廁訓練這件事，主要是因為我不想讓他被標籤化，變得更特別，抑或更具挑戰性。突然間我的腦海浮現他出了可怕意外的景象。

後來證明不是我想的那件事。

學校廁所掛有那種當燈被打開時也會隨之開啟的天花板吊扇。費雪和其他男孩被帶往廁所，老師在那時開了燈。大聲的機械或電子噪音總是會惹惱他，在無預警的情況下尤其如此，於是他的怒氣也隨之勃發。

托兒所老師有點被嚇到了，不過我告訴她不用擔心。

「為這種事情生氣對費雪來說很常見，」我說。

幾天之後，她又把我拉到一旁。

「費雪今天又生氣了，」她說。「一位同事試著通過主要走道將他帶往集合大廳。他不想走走道，在她堅持他得和她一起走的時候變得真正大怒。」她說。

是她說「真正」兩個字的方式透露了費雪也許慘叫到有如發生可怕的謀殺案。

我解釋了我們頭一次造訪學校時所發生的鈴聲事件。

「這說明了為什麼他一直在說關於鈴聲的事，」她說。

我們簡短地談到我們可以再三向他說明保證，不過此刻麻煩已經有如被放出瓶子的精靈般不可收回了。他的焦慮種子已經種下，馬上就會紮根茁壯。

接著的日子，他開始把他的焦慮帶回家。費雪能夠不斷地重複一件事，即便是令他高興的事也不例外。可是如果他不爽某件事，他會變本加厲。他可以重複再重複，沒完沒了。

在剛開始的那段日子裡，他一天會說上四十、五十、六十遍。

「我不要走走道，」他會這麼說。

「我不喜歡鈴聲。」

「廁所的風扇很吵。」

過了幾個星期，他讓自己進入一種恐懼到全身僵硬的境地。就好像有人要他爬上五十層樓的樓頂似的。他睡不滿幾個鐘頭就會醒過來叨唸這些事。

每半個小時克里斯會爬起來察看安撫他，或唸唸故事給他聽，讓他可以再睡下。這對我們兩人來說都是一種折騰。許多的夜晚——尤其是早晨——我們只能承認任何努力都沒有用。

克里斯經常天未亮就爬起來到廚房準備費雪的早餐，而我則負責處理他起床時的諸多抗議。

「我不喜歡鈴聲，媽咪，我不喜歡鈴聲。」

有幾次我們決定不送他去學校，讓自己喘口氣。托兒所教育沒有強制性，所以不會構成問題。可是我們知道不能太常這麼做。持續讓費雪到托兒所學習有其必要性。他的治療師知道，我們也知道。如果他不去托兒所就會退縮回自己的硬殼子裡，有鑑於他的自閉特質，他退縮的程度會導致我們之前的一些或全部努力都付諸流水。這一兩年來的所有成效也可能完全化為烏有。所以我們知道我們必須越過這道坎。

我要為學校說句公道話，他們和我們密切合作，並且為解決這兩個大問題採取行動。首先，他們帶費雪上廁所時會把燈關掉，這麼一來風扇也就無法作用。然後如果費雪必須從一端走到另一端，他們便安排費雪繞道建築物外面。他們領著他穿過火災逃生門，繞道校園進入大廳，這樣就能避開走道。

他們也約我到學校討論可行的替代方法。我們甚至討論到費雪是否可以帶著比利上學。

他已經開始在班上說起比利，所以老師就想著找他最好的伙伴陪在旁邊或許可以幫助他克服對走道和鈴聲的恐懼。

只要一細想我們就知道不可行。除了有健康和安全的顧慮外，也怕比利會分去費雪太多的注意力。而且這對比利也不公平。牠從沒有離家遠行過，也無法期待牠每天坐在教室中好幾個小時。

只能說真的行不通。此外，比利光是應付家裡層出不窮的麻煩就夠忙的了。

早幾年，我們處於一種不容易突破的下滑式惡性循環。現在不同了，我們有了一隻相當了不起的貓。

在那緊張困難的幾個星期裡，牠伴著我們。只要費雪開始對走道或鈴聲發怒，牠就會出現。牠通常都早大家一步。有好幾次，克里斯和我走上樓後發現比利已經就位，不是蜷曲在床尾，就是直接躺在費雪的身邊，讓他可以感受到牠的存在。

那隻貓可以未卜先知，一天晚上我心裡這麼想著。

沒錯，我們全都見識到了，不過仍覺得不可思議。我們盡可以不厭其煩地化解費雪的惶惑。然而比利卻能夠在轉瞬間將狀況排除。現在就連克里斯的抗拒也開始瓦解。

「你有沒有注意到這段時間比利必較不常在晚上外出？」一天晚上我們躺在床時他這麼說。

自從費雪開始到新托兒所上課後，比利又無數次地幫我們安撫了費雪。

「嗯，」我說，意識到他想說什麼。

「真有趣，因為一年的這個時候是牠最能獵到東西的好時機，」他說

「嗯，」我說，悄悄地對自己笑了笑。

「牠好像知道費雪要展開新生活似的。」

「嗯，」

「那隻貓比我們眼睛看到的要深奧多了，」他說，滾過去按熄床頭燈。

「嗯，」我說，也依樣畫葫蘆。然後費了好大的勁兒才忍住不笑出聲來。

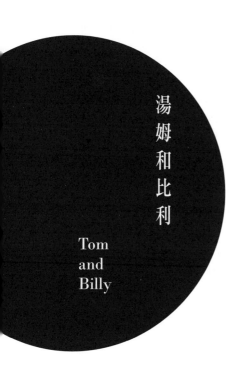

湯姆和比利

Tom and Billy

夏天即將結束，費雪逐漸在新托兒所安頓了下來。走道和校學鈴聲仍困擾著他，不過，他提及它們的次數從一天十幾次降到只剩幾次。他也鮮少在夜裡醒來談論這些事。

在此同時，為他設計的繞遠路以便避開走道計畫也奏效了，至少目前是如此。天曉得冬季來臨時怎麼辦，他必須走在雨雪中的校園裡，然而我想我們總會和往常一樣地跨過那道坎。

他待在克瑞西遊戲團體的那兩天也有助於平靜他的情緒，他覺得那邊比較像在家裡；較小的班級和更為適合育人的環境都再合適不過了。我告訴校長我們在巴拉特所遭遇的難題，她二話不說就完全關閉學校的鈴聲，從這一點就看得出來他們有多貼心了。而此舉也令我更加確定明年八月費雪可以就讀這裡的全天班。我感覺這麼做比較容易讓費雪在學校站穩腳步。

從他嚴重退步至今已經好幾個月，而此刻我又開始覺得事情全往好的方向發展。徵兆之一是他對電視節目口味的改變，這意味著他又進步了。重複和規律作息令費雪快樂，長時間以來他只觀看針對學齡前兒童及小寶寶設計的少數節目。他尤其喜歡ＢＢＣ的《花園寶寶》（*In the Night Garden*），那是為四歲小孩製作的極受歡迎的節目，裡面有喚做依古比古（Igglepiggle）和唔西迪西（Upsy Daisy）的許多角色，他們都住在充滿巨型雛菊和明豔花朵的神奇森林裡。他會一而再再而三地觀看《花園寶寶》。那些影像，尤其是節目裡的一些聲響已經開始令我強烈地反胃了。費雪喜歡這個節目，因為它沒有太多的語言，出現較多的是形狀、聲音和色彩等這些他比較能夠理解的元素。沒想到他竟開始觀看較高級別的節目，特別是開始看卡通。他愛上了《湯姆和傑瑞》，我自己也喜歡這個節目。誰不愛《湯姆和傑瑞》呢？

有一天，我在客廳裡閱讀雜誌，而他在觀看其中的一集。湯姆像往常一樣被傑瑞戲弄，費雪因而開心大笑。

沒由來地，他突然轉向我說道：「媽咪，比利像湯姆。」

起初我以為他的意思只是說比利長得像湯姆，因為牠們的確有那麼一點相像。後來，當我坐在那裡和他一起觀看時，我開始看出其中的門道，有的時候是相似的喜劇效果。當然最明顯的莫過於比利也令我們笑口常開了。

例如，牠和托比的關係就變得十分有趣。牠們倆基本上不怎麼打交道。牠們保持很大的安全距離，主要因為托比愈老愈不動如山，每天大半時間都在家中打盹。不過牠們偶爾也會在地毯上玩起如卡通情節般的摔角。他們會進行一個奇怪的儀式，猶如相撲力士在撲倒對方前的跺腳開戰。托比邊晃著尾巴邊踱步子，而比利則釘住不動，瞪視著對方。然後，就在剎那間，托比突然跳起，落在比利的肚子上，用牠的體積將比利壓制在地。接著牠們會滾成一團大灰球，直到托比氣喘吁吁為止，整個過程為時極短。

比利不僅年輕許多，也更為健壯，我確信如果牠想要，牠可以甩開托比，給牠一頓好揍。牠們真的只是在嬉鬧；並沒有出現攻擊、嚎哭尖叫的行為。比利顯然很享受這個過程，每回都讓托比這麼做。唯一的缺點是總會弄得一團糟。地毯老沾上一堆的灰毛，老實說我並不在乎，因為牠們的表現很有娛樂效果。

比利在花園裡也儼然是真正的演藝人員。花園角落有一棵牠和費雪玩樂時喜歡攀爬的小樹。前一分鐘牠還繞著費雪的腳邊追跑，下一分鐘牠已經像隻松鼠般地彈射到枝幹上。牠一到達頂端就會用前腳和後腳包繞著樹幹，做出一個大大的擁抱，並且讓自己隨著微風擺盪。費雪和琵芭都認為牠很看起來很滑稽。比利會掛在那裡好幾分鐘，俯看他們倆笑著對牠指指點點。

「看看比利，看看比利，」費雪大叫。

我發誓牠有時候是故意的，為了得到回應。

像托比一樣，比利總在物色著額外的餐點，所以食物便無意外地成為牠許多滑稽作為的要角。

一個夏日，我們全都聚在花園裡，坐在一條我們從舊家帶來的毯子上，比利漫不經心地踱到了跟前。牠像平常一樣，在早餐過後就不見蹤影，現在才剛回來，應該是想和費雪玩耍。

是琵芭先發現牠的，然後費雪才喊「看看比利」。克里斯和我看了看四周，期待牠不是抓到什麼東西，就是又沾滿了什麼東西。當我們看到牠的前胸竟然變得黃澄澄一片，我們只有驚嘆的份兒。

那黃色從胸前一直延伸到牠的上腿部。孩子們覺得很好笑。他們顯然認為牠看起來像是掉到蛋黃裡，因為費雪開始叫牠小蛋比利。琵芭很仰慕她的大哥哥，而且也到了好模仿的年紀。

「小蛋比利，」她複誦一遍。

我帶比利進屋，幫牠洗了澡。我怎麼樣也不可能一眼看出那是什麼，過了一會兒我終於嗅聞到某種氣味，是薑黃，是用來製作咖哩的香料。牠或許翻找了曾經存放咖哩的容器。唯一可以確定的一件事是我沒有辦法洗掉它；過了一個星期它才慢慢褪去。

有時候覺得牠似乎會吃下向牠招手的任何東西。咖哩意外過後不久，費雪跑進雜物間，我正在將洗衣機裡的衣物拿出來。我知道一定發生了大事，因為他一反常態，極力抗拒著去轉動滾筒的衝動。

「媽咪，快來看比利，」他說，用力拉扯著我的褲管。

「怎麼了，費雪，你沒看見我正在忙嗎？」我說。

「媽咪，快來。」

我走進廚房，看見琵芭和比利一塊坐在廚房地板上。她手裡抓著一把義大利麵包棍。

「給你，比利，」她說，給了牠一根，牠開始一點一點地啃咬起來。

然後她將麵包棍搶走，吃起麵包棍的另一端。

「再給牠一點，琵芭，」費雪頑皮地說道。

「不可以，琵芭，」我說，在她就要將另一端再塞進比利那大張的嘴時，忙跑上前去阻止她。

我有一點害怕。**感謝老天他們吃的不是同一端**，我心裡想著，搶過麵包棍檢查一番。我忍不住笑了。當晚我告訴了克里斯，他差一點沒被茶嗆到。

像湯姆一樣，比利也有陷自己於困境的習慣，其中有些很好玩，有些則不然。比較好玩的一次是某一天牠和琵芭單獨在家時發生的。費雪到托兒所，而克里斯也上班去了。屋子裡突然安靜無聲，於是我站在樓梯底下，往上喊道：「琵芭，妳還好嗎？」

「是的，我很好，媽咪。我在幫比利換尿片。」

「妳說什麼？」

「我在幫牠換尿片。牠的屁股痛痛。」

我的腳才剛要踏上第一階，就看見比利飛也似地衝下樓梯。牠全身沾滿了白色的黏稠物，我立刻猜出那是防止尿布疹的舒緩乳液。牠的頭，還有背部和尾巴都被塗抹上那個東西。

「比利，看看你成了什麼樣子，」我說，隨手抓起一條廚房毛巾。可是在我還沒能捉住牠之前，牠就從貓用活板門溜走了。

牠在外面待了好幾個鐘頭，回來時已經慘不忍睹。乳液變硬了。牠看起來像一只棉花糖。我花了不知多長的時間才把那些東西給弄了下來。

沒有錯，比利是有可能讓自己陷入更嚴重的麻煩，而且還會繼續如此。最近最恐怖的鬧劇發生在我們外出的一個晚夏週末，感謝老天，幸好我們不在，否則真不敢想如果我們全都在那裡目睹事情的發生會如何反應。

第一個線索出現在我們從亞伯丁購物回來的一個週末下午。停好車後，我注意到草坪髒亂不堪。它之所以吸引我的目光是因為克里斯當天早上才剛修剪過草坪，我們出發時草坪看起來完美無缺。

我馬上萌生某種不妙的感覺。

「呃噢。那裡發生了什麼事？」我對克里斯說道。

我走近一看，看見在草坪中央有一堆動物的排泄物。旁邊還有一堆毛髮。再走近一點，沒錯，的確是某種毛髮。是貓的毛髮。

呃噢，我對自己說。

無須福爾摩斯出馬也能夠猜出是怎麼一回事。皇家洛赫納加釀酒廠就在離我們家不遠的馬路邊。過去幾個禮拜，有一隻拉布拉多犬在那裡出沒。因為我們住在農業區，所以周遭養了很多牲畜。大部分人都知道拴好他們的狗有多重要。然而不知為何這一隻卻沒有受到管束，可以自由來去。牠已經因為橫衝直撞而惹出了一些麻煩。

牠不止一次跳過我們家的花園矮籬，到我們的草坪上廁所。一天早晨，我從廚房窗戶看到牠，並且跑出去驅趕。牠越過籬笆，跑上山丘，朝著釀酒廠的方向飛奔而去。

「那隻討厭的狗又來了，」我對克里斯說。「牠好像攻擊了其中一隻貓，有可能是可憐的老托比。」

會猜想是托比很合理。前一陣子天氣變得很暖和，托比開始到花園活動，常常躺在角落曬太陽。牠比比利來得年邁，動作也遲緩許多，如果那隻拉布拉多突然出現，牠可能會閃避不及。而比利太狡猾太活潑，被捉到的可能性不大，我這麼想著。

兩隻貓都不在後面的雜物間，也不在門廊附近，所以我一把雜貨和孩子們帶進屋內後，就立刻上樓去確認牠們的安危。出乎我的意料，我發現托比在我們臥室靠近電暖器的老地方打盹。

我跪下來察看牠。牠似乎沒有什麼問題。

「看來打架的是比利，」我對克里斯說，他已經動手清理草坪，好讓孩子們可以去那裡玩耍。

「我做完這個就到附近瞧瞧，」克里斯說。

「我去泡茶，待我們喝過後我再去幫你，這樣可好？」我說，「很難講，也許那時候牠就經自己出現了也說不定，」

過了約莫一個鐘頭仍不見比利的蹤影。那是晴朗的美好夜晚，鳥兒在樹上鳴叫。克里斯和我決定分頭去找；我往釀酒廠的方向去，而他跨上他的腳踏車騎往莊園。

這又是另一項如大海撈針般的工作。比利有可能在任何地方。可是我真的擔心牠，所以下定決心至少要試著找到牠。

我知道不可能將孩子單獨留下太久，所以我不斷來回跑著，察看他們。我來來回回約莫三刻鐘的時間卻無所獲。克里斯不久後也回來了，依舊沒有比利的消息。

「或許牠躲起來等天黑也說不一定，」克里斯牽強地說道。

我們兩人都輕鬆不起來。幸好費雪現在已經習慣比利的失蹤，尤其是在晚上的時間，所以他逕自睡覺去了。

我們剛要上樓就聽見貓用活板門發出聲響。

我打開前門，看見比利一瘸一拐地走了進來，看起來狼狽不堪。牠顯然才經過激烈的打鬥。比利身上的毛髮缺了好幾塊。那隻狗一定是在中途攔截到牠了。幸好牠只有擦傷並沒有撕裂傷，所以我拿出一個碗來清理了一下牠的傷口。

我輕柔地清理牠的傷口，腦袋閃過各種思緒。

天知道我們不在時發生了什麼事。可能很類似《湯姆和傑瑞》裡湯姆力戰鬥牛犬史派克（Spike）的場景，只不過更血腥更真實一點。我很慶幸費雪沒有在場目睹；否則他或許會因此留下陰影。而我最感謝的莫過於比利依舊完好無缺了。

第二天早晨牠似乎已經沒事了。吃過早餐後，牠便跛著腳走進客廳，和費雪躺在了一起，好像什麼事都沒發生似的。費雪注意到牠背上的傷痕，不過沒有多說什麼。他只是特別溫柔地對待牠。比利一定還很不舒服，寧可在雜物間睡覺也不想玩耍。可是牠為了朋友留在客廳。沒錯，這是比利像湯姆的另一個地方。

＊＊＊

湯姆和傑瑞的故事情節總是繞著湯姆徒勞捕捉傑瑞打轉。不過也有很多集故事，這一對顯現出真正的友誼，並且真心誠意地關心著彼此。比利也對費雪表現出相同的關愛，有時候遠遠超出所謂的責任。

和狗打架這件事可以再次看出比利是個野角色，是一隻知道如何保護自己的悍貓。然而有時候牠卻讓費雪當牠是玩具般對待。令人捧腹地，最近幾週牠還讓他像布娃娃一樣地拎著到處走。

「費雪你在做什麼？你會讓比利受傷的。」我說，看著他從比利的肚子將牠抱起。

「不，不會的，牠喜歡我這麼抱牠，」他說。

「看啊。」

然後他把比利放了下來，再示範一次給我看。他彎下腰，把手放在比利的肚子上，然後站了起來，於是比利就這麼鬆軟地掛著。

「牠喜歡我拎著牠。看啊，」他說，搖晃著一隻軟趴趴且完全無懼的比利揚長而去。

我出於種種原因，不禁感到驚喜萬分。首先，多年來我們不知試過多少次要費雪用兩隻手拿東西，不過因為他的肌張力不足症，他深覺不易。他幾乎無法將一只杯盤從廚房拿到客廳。有好幾次在嘗試的時候都掉到了地上。我們也給他一個背包好帶去托兒所，可是他卻因為背包的重量而差點摔倒。

所以看見他像這樣拎著比利四處走真令人驚嘆。我媽來家裡的時候他又做了一次，她看得目瞪口呆，一句話也說不出來。

更令人覺得出奇的是比利竟然肯讓他這麼折騰。如果是琵芭或克里斯或我的話，我想牠會掙扎跳開，我心裡很清楚。

由此看得出來，他們現在的連結有多深刻，他們有多信任彼此。他們成就了自己的湯姆和傑瑞版本，他們是費雪和比利。

怪獸薯泥

The Monster Mash

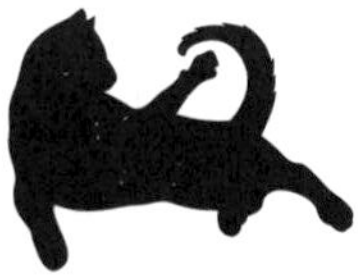

夜幕籠罩巴爾莫拉，不過莊園仍充滿生氣。穿戴著絨帽和反光夾克的員工家庭正走在庭院中，往城堡的方向前進，點燃的火炬照亮了他們的路途。而寂靜的周遭被偶爾炸響的爆竹或遠處射出的沖天煙花給打斷。

今天是萬聖節，每個在莊園的人都好像已經卯足勁兒要來慶祝一番——即便我們也不例外。

這項傳統可回溯到維多利亞女王時代。她也親自參與每年十月所舉行的火炬大遊行。她會和上百個莊園侍從、獵場看守人、奴僕、佃戶及他們的家人一起走到城堡，每年的萬聖節那裡都會點起巨型篝火。我在有關莊園歷史的報告中讀過這一段，顯然那是場熱鬧非凡的盛會。狂歡的人們向君王舉杯敬酒、跳著里爾舞，甚至焚燒女巫和巫師的塑像。維多利亞女王喜歡看到人們穿上駭人的服裝，所以這稱得上是巴爾莫拉日程表上的一件大事。

即便皇室家庭不再直接參與，這項儀式也已經有超過一世紀的歷史了。家族中的年輕成員會突然到莊園來慶祝萬聖節，不過他們傾於參加散落在廣大巴爾莫拉地界上的私人狩獵屋所舉行的派對。城堡派對現在大多是為莊園員工和他們的家人舉辦的。

費雪過去對於萬聖節的感情很矛盾。我們在蘇格蘭的第一年，那時候剛搬進門衛房，我將他包裹在一件溫暖的大衣裡，帶著他去看穿得像女巫的說書人，她就在靠近城堡的一間棚屋裡娛樂孩子。他很喜歡這個。他也喜歡他們放的小型煙火秀。可惜不幸地，他對於員工特地為莊園小孩安排的年度萬聖節派對並沒有相同的感覺，所以我們總是略過。舊的那個費雪不願和其他陌生的小孩一起參加大型派對，尤其是和穿得像小吸血鬼或科學怪人的孩子。

所以今年費雪的態度將是衡量他進步與否的一項指標。也許和他的遊戲團體有關，他們對於這個節日尤其大張旗鼓，他們會雕刻南瓜，製作女巫的尖帽子，為了某種理由，到了八月中旬，費雪開始問起問題。

「萬聖節會怎樣？」一天早上他問我。

費雪不喜歡《史酷比狗狗》（*Scooby Doo*）或其他嚇人的卡通片，並且常被「不給糖就搗蛋」的景象嚇到。陌生人來到我們家門前往往造成問題，而費雪也絕不可能去敲別人家的門，即使他知道誰會來開門也不行。我只好把會吸引他的萬聖節項目做為這個節日的高潮。

「噢，就是人們打扮自己去看篝火和煙花的一個特別的晚上，小孩子也會得到很多糖果，」我說。「你以前去過的，記得那個讀故事給你聽的巫婆嗎？」

「是的。今年費雪可以裝扮嗎？」他回答。

「如果你喜歡的話。」

「費雪會有服裝嗎？」

當然囉，費雪就是費雪，從那次對話之後，他的想法又改變了好幾十次，不只是他的服裝，還有他是否前往也反覆不定。在預計出發的三十分鐘前，他說服自己要留在家裡。他聽見外面鄰居要出發到城堡的喧鬧聲，並且讓自己鑽進了某種狀況，將耳朵死死地摀了起來。幸好我們有比利做後盾，夜晚的這個時間牠像平常一樣在附近徘徊。費雪和牠一起蜷曲在客廳的地板上好一會兒，恐慌旋即平息了下去。

於是現在，距節慶開始還有一個鐘頭左右，他很開心。

我甚至幫他穿上一套很炫的服裝。他身上有一條紅色的骷髏和交叉腿骨頭巾、眼罩、有著相同圖案的背心以及印有一個骷髏頭的白色圓領汗衫。他看起來一點也不可怕，事實上他可愛極了。我忍不住要幫他拍張照。

克里斯剛下班回到家，正在換衣服。我們倆真的很期待今晚的外出。一年當中沒有多少個像這樣的夜晚，今晚莊園的每個人可以不那麼正式地聚在一起，所以已經有一些朋友打電話過來問我們要不要去。他們瞭解費雪的情況有多不穩定。

「看起來我們是要去的——目前為止是這樣，」我告訴一個朋友。

兒童派對預計在七點之前開始。所以到了七點前一刻，我們就一手抓了火炬和螢光棒，在琵芭的推車上又多綁了幾根螢光棒，然後步入夜幕中。

我們在通過莊園的路上碰見別家人，每家的小孩都異常興奮。到城堡的路上，費雪說個沒完，興奮程度也隨之節節升高。

節慶活動以點燃火炬的遊戲在城堡前面揭開了序幕。每個孩子都給了螢光棒，這是費雪喜歡的東西，然後被要求玩一種瘋狂的「四處跑」遊戲。費雪也隨之加入，他努力跟上年紀較大速度較快的小孩。他得到滿手的糖果做為獎賞，幾乎塞不下那已經鼓起的口袋。

「費雪喜歡糖果，」他反覆說了好幾分鐘。

之後我們就來到靠近花園的一間古老穹頂棚屋，說故事的女巫已經等在那裡了。琵芭、費雪和一群孩子坐在棚屋地板上，專心聆聽她的故事。她接著又給出了一些糖果，引得琵芭樂壞了。

我們又從那裡走到莊園的板球場，工作人員會在那裡施放煙火。這可不是奧運的閉幕式，只有幾十朵的沖天煙花，不過很好玩，而且更重要的是費雪喜歡。第一朵煙花衝上天際揭開了序幕，此時琵芭坐在她的推車裡，而費雪則夾在我和克里斯的中間，牽著我們倆的手。

再一次地，我忍不住回想起一年或兩年之前的景象。費雪根本不可能走在莊園庭院中，他緊張敏感到無法觀看煙火爆開。當他加入大家迎接每朵煙火的「喔」、「噢」讚嘆聲時，克里斯和我交換了一個不言自明的眼神。這就是我們夢想養了孩子後會有的那種分享時刻。我們只有過珍貴的幾次，然而它值得等待。

兩個小孩顯然玩得很盡興。於是我們走進那棟在旅遊季充當禮品店的建築物，和其他家庭一起參加兒童迪斯可派對。

莊園員工準備了三明治、炸薯片，諸如蝙蝠血模樣的萬聖節飲料，這可讓費雪狼吞虎嚥了一番。

琵芭坐在她的推車裡，不過也對周遭的一切著迷不已。我給她一份點心和飲料，留下她和別的小孩在一起。

也有為我們大人準備的香料酒和點心，於是克里斯和我把握機會，和一對來自莊園的熟識夫婦聊上了。我們就著一杯香料酒聊得很愉快，此時我瞄了費雪一眼。

「克里斯，你看，」我說，拉拉他的襯衫。

一位城堡管家開始為孩子們放起應景的陰森音樂。費雪在小小的跳舞場中央，伴著那首由巴比．波里斯．皮克特（Bobby Boris Pickett）和墓穴驅魔者（the Crypt-Kickers）唱出的〈怪獸薯泥〉（Monster Mash）起舞。

他到哪裡學的跳舞，我全然不知。可是他跳得真好，穿著他的皮卓靴漂亮地做到身體的平衡，舞出介於吉格舞與雷鬼舞蹈的一種姿態。活像是史卡樂團（ska band）的一員，抑或瘋狂一族合唱團（Suggs from Madness）的縮小版，他揮舞手臂，隨著音樂節奏彎著腰，高興到不行。

我們兩人都沒有智慧型手機，無法將那一刻保存下來。嗯，不打緊。總之這可不是很快就會忘記的景象。接下來的幾年它都會留存在我的記憶裡。它太美妙了。

所有的樂趣和遊戲都是八點三十分左右結束。我們在黑暗中走路回家，螢光棒和火炬微微穿透了廣闊的暗黑高地，而我們全都精神高昂。毫無疑問地，這是我們在巴爾莫拉有過的最棒家庭外出夜晚了。

費雪還在說著迪斯可和蝙蝠血的事情。

「費雪跳怪獸舞了，」他說。

「是啊，費雪，」我說，「你跳得好極了。」

已經過了費雪平常上床的時間，我敢說他也累了，不過這阻止不了他繼續對著比利叨絮，時間長到我和克里斯最後不得不強將他們倆分開。

「你快一點，明天早上還得去遊戲團體呢，」我告訴費雪，克里斯則一把抓起比利，迅速將牠帶往樓下的雜物間。

「媽咪，萬聖節很好，」費雪在我替他掖被角時這麼說道。

「是的，費雪，」我說。「是的。」

克里斯和我又坐了一會兒，說著晚上的事。我們欣喜若狂。費雪的表現是我們一兩年前想都不敢想的。他面對了人群、喧鬧的樂隊和爆炸聲響，而且更令人印象深刻的是，他參與了一項社交活動，我們對此深感驚訝。他甚至還跳了舞。

「那又是哪來的？」克里斯笑著說道，我提醒他關於費雪的〈怪獸薯泥〉。

他能夠跳得如此自信，如此不自覺，這在不久之前是無法想像的。他比較像是會在地板上滾來滾去，如女妖精般尖叫。總之，我們突破了那道障礙。他自己出了殼，愈來愈像是一個愛玩鬧的正常男孩。

「我們一定要繼續努力下去，」我說。

克里斯微笑地點了點頭。

「這不容易，不過我們已經有了進展，我知道。」

那天晚上我躺在床上，思緒不斷地翻攪。這一次，總之，是帶著快樂的心情的。我的感覺非常正面。

＊＊＊

就在克瑞西以及新托兒所的第一學期快結束的時候，費雪有了長足的進步。毫無疑問地，一星期在其他孩子面前露臉五天的確有效。克瑞西的老師尤其使勁地鼓勵費雪走出他的殼子。然後就是比利了。牠是這個成功方程式的一部分，我對此深信不疑。至於是哪個部分呢？嗯，誰也不清楚。

有時我會坐在廚房中打量比利，想要悟出牠的秘密。牠不是那些會在網路上和人「擊掌」或彈鋼琴的名貓。牠的長相也不特別可愛；事實上牠的缺點挺多的。可是至少對我們來說，牠具備了不凡的特質。愈瞭解牠我們就愈覺得牠不尋常。

是牠對費雪的善解讓我們不解。在我的內心，我深信比利能夠早我們一步察覺事情，尤其事關我們的健康。這我們早在費雪對 MMR 預防注射的不良反應中便見識到了，而在萬聖節過後幾個禮拜，當天氣轉冷之際牠又叫我們見識了一次。

我在廚房為克里斯和我做晚餐，於是將寶寶監控器打開，以便隨時監聽孩子們的動靜。費雪似乎有些感冒，我餵了他一點退燒糖漿，並且量了體溫。情況似乎還好，不過我仍和醫生預約第二天去看診，有鑑於他的氣喘毛病，還是小心為上。

我留他獨自在床上打盹睡覺。他顯然很累，需要好好睡上一晚。正忙著清理的我突然注意到聽不見費雪的打呼或呼吸聲。我只聽見一隻貓不停「喵，喵」叫著。

「牠想要做什麼？」我說，對比利這時候去打擾費雪感到有點不悅。

我上到費雪的房間，發現比利焦躁不安地繞著床走動。牠有如正在巡邏一般，就像是個神經質的巡夜員。

「好了，比利，夠了，」我小聲地說著，把牠放到牠平常會待的位置，讓牠蜷曲在費雪的床尾。

然後我就下樓去繼續煮晚餐。

不到沒有兩分鐘的光景，牠又喵叫了起來。

此時克里斯從外面進來，他原本在外頭弄車子，全身沾滿了油污。

克里斯馬上察覺到那個聲響。

「那是誰？比利？」

「沒錯，牠很焦慮，可是我不知道牠在焦慮些什麼。」

「我不能這樣子上樓，」他說著，將兩隻黑污污的手伸過來給我看。「妳必須去移動牠，否則牠會吵醒費雪。」

我氣呼呼地走回樓上，撈起比利，然後帶牠下樓，將牠放到後面門廊。我曉得如果讓牠留在其他地方，牠又會馬上回到費雪的房間。即使牠又急躁地踱了將近一個鐘頭左右的步，我還是把牠留在了那裡。那天晚上我很早就上床睡覺，對於發生了什麼根本一無所知。

第二天早上，我依約帶費雪去看醫生。我想他大不了就是得了冬季感冒，所以在他做了一些檢驗並察看喉嚨後，當我被告知他得的是扁桃腺炎時，我差一點沒從椅子上摔了下來。

「是的，他必須服用一個抗生素療程，並且待在溫暖的室內至少一週左右，」醫生說。

「這挺嚴重的，布瑟太太，還好妳察覺了，」他又加上一句。

我不敢告訴他，其實做出如此專業診斷的是我們家的貓。

聖誕快樂

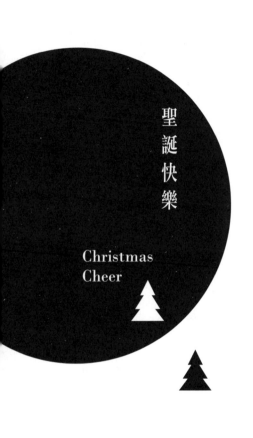

Christmas
Cheer

微弱的冬陽仍掙扎著要探出頭來，而濃厚的霧氣也籠罩著迪河河畔。克里斯和我幫琵芭和費雪綁好他們的安全座椅，將最後一件行李和禮物塞進車子的行李箱。然後駛向破曉晨光之中。

我們要南下四百英哩到艾瑟克斯的我爸媽家過聖誕節。我一直是重視家庭的人，喜愛和我爸媽、姊妹以及她的家人一起歡度聖誕。可是，一如既往，想到接下來的十一個鐘頭要面對的不只是蘇格蘭的天氣和無法預料的路況，甚至還有更無法預料的費雪時，我的興奮之情就被沖淡了些許。

旅行是這些年來少數幾個費雪沒有進步的領域之一。即便是比利也發揮不了什麼影響力。

這真的很諷刺，因為費雪特別鍾情於車子，他的許多時間都花在認車以及報告它們的不同之處上。不過有鑑於他的諸多癖性，尖叫和發脾氣仍在所難免。

例如，他不喜歡陽光直接照射到他的臉，如果我們必須在夏天的大太陽底下開車，會引得他勃然大怒。當我們在盛夏沿著迪河開車回家時，克里斯不止一次被迫停在路邊，等待太陽消逝。

太陽眼鏡絕不可能成為選項，因為他不喜歡眼鏡接觸頭部的感覺，明白地拒絕使用太陽眼鏡。所以我們只好購買一組相當昂貴的特殊遮陽網，用來阻隔射入窗戶的陽光。這還只是，說句實話，他最微小的抱怨呢。

因為克里斯工作通勤需要用車，所以我們有兩輛車：一輛黑色的馬自達（Mazda）和一輛灰色的雷諾（Renault），費雪比較喜歡黑色馬自達，堅持旅行時乘坐那輛車。

他在過去的一年有愈來愈反對那輛灰色車的趨勢，有趣的是，他並不知道我和琵芭曾經在乘坐那輛車時發生意外，感謝老天，好在不是費雪。

我在冬天從巴拉特開車回來，於兩旁植樹的彎路上碰到了一灘薄冰。車子完全失控，造成三百六十度的打滑，感謝老天，最後車子在兩棵大樹間停了下來。只要再向左或向右偏個幾英尺，我就會直接撞上那兩棵樹，害死琵芭和自己。我倆毫髮無傷，不過車子卻不能倖免。它在衝出路面後壓過了幾個樹樁，底部基本上已經受損。

車子送修花了六週的時間，費雪就是在這個時候開始討厭它的。就好像他知道發生了什麼事似的，即使我們並沒有告訴他。

我們搬進巴爾莫拉莊園的房舍之後只需要一輛車，於是我賣掉了馬自達，費雪為此感到十分不悅。在往返巴爾莫拉和巴拉特時，他常把「我不喜歡這輛灰色的車子」這句話掛在嘴邊。可是，就像其他問題，這終歸也會平息下來。

在理想的情況下，我們自然不必開長途車到艾瑟克斯。因為我們距離亞伯丁機場不過一小時的車程。不幸地，至少在費雪快過兩歲生日時發生的事情之後，飛行不再是我們的選項。

如果我必須列出五件費雪年幼時最糟糕的事情，從魯頓（Luton）飛到亞伯丁的經驗必定列名其中。那時它絕對排名第一。

那時費雪將滿兩歲，我們在一個星期六的早晨搭機南下。一切都很順利，我爸媽也到了機場來接我們。

不過就在一個禮拜後，他們開車送我們回到機場時，問題出現了。我媽和我一起進入航站，幫忙我辦理登機手續。她抱著費雪，而我則交付我們的機票和行李，到這個時候一切都還算順利。

就在我們步上手扶梯要到離境大廳的時候，氣氛丕變。事實上，變得一團糟。現在回想起來，罪魁禍首有可能是我手提行李的行李箱輪子所發出的聲音。它拉動時會吱吱作響；正好是那種會激怒費雪的聲音。

費雪坐在嬰兒推車內，旋即讓自己陷入一種狂怒的狀況，激動到額頭發燙。

當我們通過安檢時，我意識到人們紛紛走避。我同時也感覺到他們用輕蔑的眼光看著我。

「她為何控制不了他呢？」他們露出這樣的臉色。

我們終於排上長龍隊伍。就在我們到達連接監控螢幕的輸送帶時，他們要求我把他從推車抱出來。

我獨自一人，於是開口請求幫忙，然而卻沒有人願意。總之，我最後終於把推車壓平與行李一起送進輸送帶。

不過費雪卻在此時又哭鬧了起來。情況如此之糟，讓在場的一個安全人員問我是否需要找醫生！

幸好有人看不過去，同情地幫我拉開推車，讓我把費雪放進去。

然後我們在通往飛機停靠的停機坪樓梯上再度排進長龍隊伍。

處在這種情況，誰都想和你撇清關係，老實說甚至沒有人願意看你一眼。你就像一個大家避之唯恐不及的痲瘋病人。

待我們坐上飛機，費雪已經全身濕透。他讓自己陷入如此的狂怒，以致於汗濕的衣服幾乎可以擰出水來。

一位友善的空服員給了我一塊濕布好擦拭他，幫他冷卻下來。不過這擦拭不掉記憶，當我在亞伯丁機場見到克里斯時，我發誓自己再也不要經歷這種事情了。

這就是為什麼在距離今年聖誕節幾天之前，天剛濛濛亮我們就必須上路奔波的原因。我們已經學會如何讓旅程儘量過得較不那麼痛苦，並且摸索出一套有效的做法來。

我們就這麼一路開下去，途中只做三次長時間的停留，我們走M6高速公路，通常於還在蘇格蘭境內的史特林（Stirling）停下一次，然後是卡立索（Carlisle），最後則在蘭卡斯特（Lancaster）附近歇腳。

為了避開麻煩，我們不帶費雪進休息站的廁所，因為裡面乾手機所發出的聲音往往會激怒他。這幾年我都只是在每次停下的時候幫他換尿片。不過現在他已經學會上廁所了，所以我就帶了一個便器，好讓他在車上使用。我們選擇停在設有特殊家庭廁所的休息站，我可以順便在那裡清理便器。

今年，整個旅途相當順暢。部分是因為，有史以來第一次，費雪開始在意聖誕節了。今年他和克瑞西學步團體的其他孩子一起到鄰近的克瑞西皇家教堂，參與了耶穌誕生劇的演出。他演一隻羊，並且和大家一起合唱歌曲——這帶給了他莫大的成就感。

學校的安排很棒，在節目開始前，先帶著費雪和其他小孩入內，如此他們比較不會被嚇到。我必須承認，當我看見他和其他孩子一起站在台上的時候，我不免要淚濕了雙眼。我曾寫下他演出耶穌誕生劇的願望，這是我現在默默重燃起的夢想之一。

他也更能投入今年的巴爾莫拉兒童派對。他尤其喜歡女王送的禮物，那是一種叫做Go Mini Crew的玩具組，主角是一輛可在有著轉向盤的坡道上行駛的Mini-Cooper車，其上還有一個按鈕，只要一按鈕按車子就會跳出來。

再加上南下旅行為他帶來的興奮感，他真的很期待見到我姊妹的兒子們，他們也來過聖誕節。

克里斯和我輪流開車，所以速度不慢。我們在傍晚抵達我爸媽家，還來得及吃晚餐。費雪在我爸媽家一向很自在。他感到安全，而且很安心。她已經為我們準備了晚餐，他吃得很開懷，用湯匙餵自己食物，邊吃邊聊開了。使用湯匙吃東西是近幾個月在林賽的協助下新學會的技能。

談話內容繞著兩個主題打轉——他一路從蘇格蘭到這裡所看到的車子，以及比利。

那幾乎是一場沒完沒了的單向談話。

「外公，費雪喜愛比利。」「比利是我的灰貓。」「比利捉了一隻老鼠。」「比利爬到樹上。」「比利很頑皮。」

費雪在我爸媽家總是睡得很沈，我想有部分原因是因為他的腦子經過這趟旅程已經疲累不堪，再者，比起我們位於高地的小小的家，這裡要忙碌緊湊多了。不過那卻是我很慶幸我們住在那裡的理由之一。費雪絕對無法適應英格蘭東南部的快速忙亂生活。

所以一吃完我媽準備的晚餐，他就直接上床睡覺，和琵芭一起，在我媽家他總是和琵芭住一間房。在說晚安前，他先去上廁所，刷牙。和往常一樣，我留克里斯為他讀故事，而我則逕自到廚房去和我爸媽喝茶。

沒有人比他們更有資格評斷費雪的進步情形。他們和克里斯的母親一樣，每隔幾個月就會見到費雪一次，這意味著他們總是可以很快察覺出他的發展情況。一切的起伏、勝利和挫敗他們都有過第一手的體認。我爸媽是有話直說的，他們不掩蓋事實，對我永遠直言不諱。在我拒絕承認自己需要幫忙的時候更是如此。

然而今晚他們只有正向的評語。

「真不敢相信距離上一次我們見到他之後，他進步了這麼許多，」我媽說。

「嗯，他前一陣子真的是傷痕累累，」我說。「就在夏天那段時間，沒有一件事情是順利的。」

「是啊，我知道，不過即便如此他看起來完全不一樣了。他快樂多了。」

他們從很久以前就學會要特別為費雪做安排，也有應付難搞的心理準備。可是他們很驚訝地發現他自己走路、和人談話並且參與其中。事實是，現在的他能夠自己上廁所，吃飯不需囫圇兒，會使用刀叉，這些都是令人大感驚訝的發現。

「妳知道妳做過最好的事情是什麼嗎？路易絲？」我媽說。「幫他養了一隻貓。給了他小比利。我想這徹底改變了他的生活。」

不久後克里斯再度現身，談話持續進行。整個聖誕假期他們的話語一直縈繞在我耳邊。

如果我夠誠實的話，我就會對如此看重費雪和比利的關係的自己感到有點傻氣。即便有了前一年的諸多報導，我有時也會懷疑牠是否真如我想像般地幫了我這麼多。我是否單純只是個過度分析，並且有些神經質的媽媽呢？是否只在尋找不曾存在的解釋呢？當然囉，我永遠不得而知。我只知道——無論巧合與否——費雪自比利來了以後的進步是真切的，不是我想像出來的。關於這一點，那些認識費雪且愛護他的人都看得出來。這才重要。

我覺得已經得到了我的第一份聖誕禮物，於是決定也給我爸媽他們的禮物。

我看了克里斯一眼，他點點頭。

「事實上我們有消息要告訴你們，」克里斯有點緊張地說道。

媽和爸看看我，再看看彼此，然後轉向克里斯。

「那是什麼？」我爸說。

「我懷孕了，」我說。

我們原本不確定是否要和他們分享這個消息，可是看見每個人的情緒如此高昂，克里斯和我便決定和盤托出。我知道此時宣告有點過早，我現在大約懷孕八週左右。我在聖誕節前才有過一場虛驚。我在廚房昏倒，被救護車緊急送往亞伯丁的醫院，後來發現是血糖太低。不過現在很好。

我的父母親知道克里斯和我還想再要一個孩子，即便我在生產費雪和琵芭時幾經磨難。醫生是在十二月初告訴我這個消息的，我們聽到後狂喜不已。

我的消息意味著這個聖誕節不再一般。每個人都具足了歡慶的心情。我的姊妹在聖誕節當天早晨抵達，同行的還有她的丈夫以及兩個兒子。他們分別是七歲和十歲，只比費雪大上兩歲和五歲。男孩子們處得極好，費雪似乎也感染了他們對於聖誕節的興奮之情。

他得到許多禮物，而一如既往，他並沒有多加注意。他更有興趣的是談論比利，喋喋不休地告訴他的表哥，鄰居珊蒂和席拉，以及他們的孫子莫瑞如何來我們家餵食比利。

「莫瑞喜歡比利，」他連說了幾次。

聖誕節的某部分是費雪可以捨棄的：例如聖誕節爆竹，主要因為他的力氣不足以拉爆爆竹。不過他總是喜歡聽那些可怕的笑話，也總是戴上紙帽。

然而最討他歡心的是聖誕食物。今年他吃了所有的東西，其中包括火雞和配料、巧克力慕斯布丁。

那天晚上，我們看了一會兒電視，接著玩起「比手劃腳」遊戲。費雪也加入了，除了開頭，他泰半時間只是在房裡跑來跑去笑鬧著，不知道在做些什麼。

於是我決定來點荒謬的。反正是聖誕節嘛。

「我已經厭煩老是猜影片和書籍了，」我說。「所以這一次我要模仿一種動物。」

媽，爸，克里斯和我的姊妹起初都有點奇怪地看著我。當我從廚房找來一根麵包棍時，他們的頭搖得更起勁了。

「好了，我們開始吧，」我說。

我遵從遊戲的開端，將一根手指擱在自己的手臂上，指示大家是「一個字」，然後隨性地將兩隻手擱在頭部後面，像比出兔子一般，每隻手各向上伸出兩隻手指頭。

「動物，」我爸說，有點疑惑我接下來要怎麼做。

然後我開始和琵芭分享那根麵包棍。

「妳吃，琵芭，咬一口，很好。現在輪到我來咬一口，很好。」

「到底是誰？」我說，除了費雪之外，每個人都露出困惑的表情，接著他突然停止在房間跑動，眼睛和嘴巴張的老大。

「是比利，」他說，獲得所有人的歡呼。

在回蘇格蘭的整個路上，他說的都是這件事。

第十六感

The Sixteenth Sense

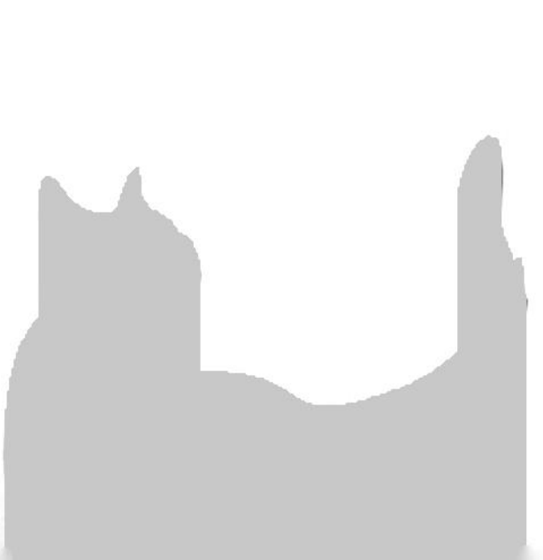

新年才過三週，突如其來的嚴寒天氣將巴爾莫拉轉變成了冬季仙境。莊園庭院銀裝素裹，而城堡有如迪斯尼電影的場景。連花崗岩塔樓也像是被撒上了糖霜一般。

我們家的花園也覆蓋上層層疊疊的厚重雪花，於是克里斯、費雪、琵芭和我也出了房門，去做一般家庭會在這種天氣做的事——堆雪人。

克里斯負責所有的堆砌工作，而我則監看小孩。費雪從來就沒有特別對下雪感興趣，不過他也出來了，穿著最近才新換的皮卓靴走來走去。

唯一沒有加入這場家庭遊戲的是托比和比利。可想而知托比的缺席鐵定是窩在室內；外頭對牠來說太冷太不舒服了。另一方面，比利卻是到了戶外，只不過行蹤有點飄忽罷了。牠偶爾會跑過來，在距離我六英尺的地方硬生生地停下，然後突擊我的腳，接著又一溜煙跑掉。真的很奇怪。牠不會對琵芭或費雪或克里斯做這種事，牠只針對我。

克里斯和孩子們全都覺得很有趣。

「比利發瘋了，比利發瘋了，」克里斯大喊，朝牠的方向扔出一個雪球。

我們只想著牠是一隻看見雪會興奮的傻貓，既然在高地長大，這不可能是牠第一次見到雪。我們猜牠應該是在二〇一〇年出生的，那一年的雪下得尤其厲害。不過我並沒有多想。

隨著除夕歡慶的結束，生活步調也慢了下來，這對我來說並不是件壞事。我懷孕快要滿十二週了，覺得非常非常疲累。自十二月昏倒後，我的血壓一直都很正常，所以就忽略了極其明顯的因素。**我又老了一點，我已經是兩個孩子的媽了，這一次我只需要放輕鬆就對了**，我這麼告訴自己。

在比利奇怪的舉動過後幾天，牠開始表現得愈來愈詭異。某個星期一，牠做了一件牠從未做過，而且將來也不會再做的事。牠在屋子裡面上廁所。

我們沒有放置貓砂盤，因為沒有這個必要；比利和托比都是到外頭解決的。今天，不知何故，比利走到廚房的角落，直接尿在磁磚地板上。牠被我當場逮個正著。我看見牠就站在乾淨磁磚上的一小攤橘色液體旁邊，我很震驚，而且很生氣。

「比利，你這個髒小孩，」我說。

整件事透露著古怪，而且出人意表。牠是一隻典型的貓，是很愛乾淨的。總之還沒完。當晚牠跳上了流理台，而這也是牠從沒有做過的。

「噓，下來，比利，」我斥責牠。

牠快步跳了下來，然後開始瘋狂地在樓梯跑上跑下。我一腳踏入走道，看了牠一下，而牠也奇怪地回看我一眼，然後跑進了雜物間，在那裡，牠又一次出人意表地跳上了工作台。

這次我沒有時間喝叱牠，因為電話響了。是我媽來電。

「比利的行為很怪異，」在我們聊完我們的主題之後，我這麼對她說。

「牠是不是長跳蚤了？」她說。

我們曾經有過一隻長了跳蚤的貓。我還記得牠有多不舒服。

「我會檢查看看，可是牠不應該會長呀，」我說，「牠老待在外面。也許是在外面沾到什麼東西也說不一定。」

掛了電話之後，我察看了一下，可是一無所獲。

第二天，牠還是很怪。白天牠又開始攻擊我的腳，突然從房子的不同角落冒出來，撲了上來。感覺有點陰險，好像牠在尾隨跟蹤我似的。牠的舉動真像琵芭每次在我講電話時會做的事，她會上前來纏著我，「媽咪，媽咪。」比利顯然試圖引起我的注意，可是為什麼呢？我一無所知。

那天晚上，星期二晚上，牠又發作了。真令人無法置信。克里斯上樓洗澡，孩子們已經上床。我坐在廚房裡拼圖，然後我聽見某種聲響，於是我跑到前門和樓上察看，可是看不出有什麼不對勁的地方。接著我又聽見了聲響。

最後我發現原來是比利在後門用腳爪扒門把。

「進來呀，」我說，開了門。

可是牠卻跑進黑暗中。

現在我開始擔心了。我開始想些有的沒的；比利因為腦病變而發瘋，抑或是牠得了某種狂犬病。

「不，不可能那麼嚴重。也許牠需要看獸醫，」克里斯說，他來到廚房安撫著我。「只是以防牠在林中感染到什麼不好的東西。」

我還沒有機會答話就突然又聽見一記重擊聲，就像是有東西摔在了門上。

我走到後門廊，又開了一次門。這一回比利進了屋。

「你倒底怎麼了？是餓了嗎？」我說。

我放了一點肉在碟子裡，可是牠不肯吃。牠怪異地跳來跳去，衝撞著東西，試著引起我的注意。牠為何突然針對我？我無法理解。

第二天，星期三，我開始覺得不舒服。我通知了亞伯丁醫院，他們勸我，為保險起見，最好過來一趟。他們知道我生費雪和琵芭時遭遇的問題，也知道我在聖誕節前曾經昏倒，所以不想冒險。

所幸孩子們都在睡覺，一個鄰居同意過來幫我照看一下。

長話短說，總之我很快就知道自己流產了。我們在晚間八點鐘的時候出發前往醫院，到了九點三十分，就在抵達醫院約莫十分鐘左右，一位醫生告訴我我失去了寶寶。工作人員很專業，可是他們也無能為力。

我很沮喪，仍處在震驚的狀態中。有一陣子還無法接受這個事實。

更糟糕的是，為專門流產婦女所設置的病房因人員短缺而關閉了。所以我必須和其他順利產下孩子的病患一起住進婦產科病房。雖然他們讓我單獨住一房，不過這也無法減低我的痛苦。我深覺自己不屬於這裡。我不想和有了寶寶的女人在一起。我的寶寶沒了，我只想回家陪費雪和琵芭，陪著我的兩個小孩。

他們一直觀察我到半夜三點左右，確定流血已近結束。他們希望我留下來住院，好在第二天早晨接受掃瞄，可是我已經受夠了。我只想回家，只想陪在孩子的身邊。

克里斯很擔心，要求我留下，可是最後他看出來，比起住院的好處，我受的傷會更重。他看得出來我有多氣惱。

於是我們對**在訓專科醫生**（Registrar）解釋了這個情況。他們知道我們住在偏遠社區，而我又有需要照顧的小孩。倘若雪如氣象預報般下得更猛烈，我可能得困在這裡四、五天。所以他們同意讓我出院。

克里斯在下半夜開車帶我回家。那是趟奇特的旅程；隨著我們在昏暗的景色中移動，我和他都無法多說些什麼。沒什麼好說的。兩個人都傷得很重。

＊＊＊

我回到家，上床睡覺。睡意很快襲來，因為我已精疲力竭。第二天早上，克里斯在打完電話告訴上司所發生的不幸之後便留在家。我聽見他說明著昨晚的情況，只覺得整個人是麻木的，我哭不出來。

第一天我只感覺到一股強烈到不可思議的罪惡感；一定是我的錯。各種思緒在我的腦袋裡競跑。也許我不該那麼常將琵芭舉抱到車裡。也許我應該多做點或少做點運動。也許我的體重應該再減一點。一整天我都在自我懲罰。

次日，我收到一些花。我應該心懷感激，不過它們只讓我的淚水如決堤般一發不可收拾。

我很憤怒。花束怎麼可能讓情況好轉？我失去了我的孩子，我承受了流產的痛楚。真恨那個字眼。它簡直就是缺乏感情的一個字。

現在回想起來，我曉得我正經歷著自己從未有過的傷痛。這份傷痛還包含了許多其他情緒：氣憤、自我憎惡，以及多年來的各種負面感覺。突然之間，就在我躺在那裡的當兒，它們全都來叩門了。

我在床上躺了一兩天，我想不起來自己躺了多長的時間。我漸漸瞭解自己不能再這麼下去，必須振作起來，我還有兩個小孩要照顧。

我沒有在孩子的面前哭泣，我繼續過日子，因為必須如此。所有那些可怕的老話：「時間是最好的解藥，」「妳得繼續前進，」「每一件事的發生都是有原因的。」它們完全沒有幫助、沒有效果，也和我的感覺沒有半點關係。

那些日子很艱難，然而我們勉強應付過去了。我有的時候還好，有的時候則否。我還處在氣憤的階段，所以有幾個星期的時間都是一觸即發。我那晴雨不定的情緒是針對每一個人的；克里斯、費雪、琵芭，每一個人。這也造成身體上的傷害。我看起來面色憔悴，我真覺得自己累了、精疲力竭。我感覺像是打完十回合拳賽的重量級拳擊手。我看起來很悲傷，即便是在笑的時候。

最後，隨著時間的消逝，我已能夠看清事情的始末。然而那一小片的哀傷總是揮之不去。

克里斯和我過了好一陣子才得以收拾好心情。

我們不敢想得太遠，不過我們會談論諸如學校、搬去較大的地方這類原則性的問題。知道有些計畫必須放棄，或許永遠擱置，要恢復正常的日子真不容易。我只有三十好幾，可是從現實面看來，要再生一個小孩的機會已經逐漸消逝了。這令人難以接受，不過事實就是如此。

＊＊＊

很奇怪的是在流產過後幾個星期，我突然明白比利怎麼了。再一次地，這有點像卡通片，像在我頭部裡面的一只燈泡亮了起來。「等一下，牠那些奇怪的舉動完全停止了，」有一天當我坐在客廳看著牠和費雪打滾時，我這麼對自己說道。

突然間，我根據事實推斷，得出了結論；比利一定是知道了什麼。這是唯一的解釋。為何牠會在我流產前三天裡發瘋似地亂跳？牠已經和我們在一起一年了，之前從來沒有表現出對我如此感興趣。為何會突然有這樣的改變呢？

我知道這一次的可能性很大。有證據顯示貓能夠察覺到疾病，不過這算不上是一種超能力。我聽說有人具有第六感，然而這遠不僅止於此。察覺流產——這是第十六感。我在心情上還十分脆弱，不想讓人以為我失去了理智，所以就沒有向任何人提起，連克里斯也不例外。

好消息是琵芭和費雪讓我保持忙碌。春天來了又走，要做的事情很多——要做的決定也很多。最大一樁便是費雪的就學問題。費雪到了二〇一三年三月就會滿五歲，我們必須為他提交正式申請，在八月進入小學就讀。這是讓許多在大城市的父母感到非常煩惱的決定。我的孩子會進入最好的學校嗎？我的孩子會我們進入什麼樣的學校？

幸好我們不必面對那種憂慮。總之這裡沒有學校會額滿，事實剛好相反。在高地，更有可能發生的是偏遠學校會因為招不到學生而關閉。有鑑於費雪的進步狀況，需要進入「特殊學校」就讀的可能性已經降到很低，現在低到，根據蘇格蘭的法律，當地學校有義務必須讓他入學。所以對我們來說，要做的決定縮減到只剩兩個選擇：巴拉特或克瑞西的學校。

克里斯和我早已經做出了決定。沒有錯，如果依照我們的做法，他早就已經在克瑞西讀全天班了。這也只能說說罷了。

在申請的過程中，必須包含費雪的新教育心理專家的評估。這次評估在巴拉特學校舉行，他的托兒所老師也一併參加。教育心理專家說他對費雪的進展很滿意，他的社交技能尤其大有進步。

隨著會議的進行，他們兩人強烈主張八月費雪應該留在巴拉特就讀。他們的論點是大一點的班級可以提供更多的刺激，有助於他的社交技能的增長，所以比較適合。在他們個別陳述自己的意見時，我感覺到他們在向我施壓，希望我這麼做。

我不是那種受到壓迫就會做出屈就決定的人，尤其是在我並不認同那個決定的時候，所以我堅持我的立場。事實上，我火冒三丈，對他們感到非常氣惱。我記不起我說的每個字句，不過大意是這樣的：「我是費雪的母親，我知道怎麼做對他最好。八月他要到克瑞西就讀。就這樣。」

那場會議開得我怒火中燒。當我告訴克里斯事情的原委時，他看起來似乎有些怯意；畢竟他瞭解我和我的脾氣。

當天晚上，我不斷在腦海中重播那場會議，懷疑自己是不是太強勢，抑或過於固執己見。我的神經質性格開始質疑這麼做是否弄臭了我的——連帶費雪的——名聲？我是否太超過了？他們會不會認為我是一個蠻橫的母親？難道我因為流產的緣故仍在情緒上脆弱萬分？罪惡感開始萌生，可是我不給它機會紮根茁壯。我給不起。

從二〇〇九年自今，我已經和費雪走了這麼遠的一段路。一開始我甚至被告知他的需求太專業，常態學校是無法提供的。可是現在，感謝克里斯和我下的功夫，以及一些非凡人士的幫忙，比起先前，他已經進步太多了。我必須做出正確的決定，而克瑞西就是那個正確的決定。

看向未來的時候到了。我試著將早些年的哀傷拋諸腦後。從現在起必須好好規劃費雪即將要在八月中展開的學校教育。我們寄出了克瑞西小學的申請表。

鬧翻

Go Away

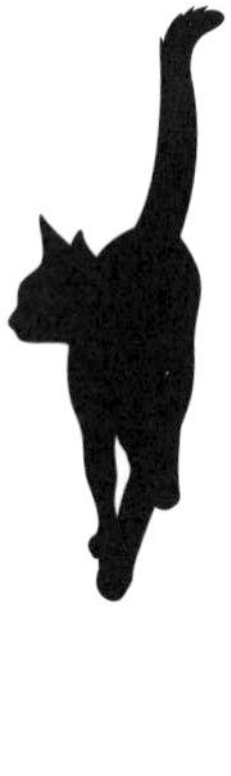

那是一個晴朗明亮的七月午後，我在花園裡曬衣服，聽見費雪正愉快地說著話。我不太確定他在說些什麼，只聽到來自他睡前故事《我的矮矮胖胖朋友》（*My Chunky Friend*）裡的幾個字眼，那是一本關紅毛猩猩的故事書。

我往角落探頭一看，看見他和比利坐在通向屋子的煤渣小徑上。

費雪把腳踏墊從門廊那裡拖過來坐著，他的書打開擱在了大腿上。比利躺在那裡，搖著尾巴曬太陽。

我看了他們好一會兒，費雪吱吱喳喳地說著，他偶爾看向比利，間或溫柔地責罵牠。

「停下，不要搖尾巴，」他會說，然後繼續他的故事。

過了一會兒，他把書闔了起來，拾起他的腳踏墊，走回屋內。

「比利，你喜歡那個故事嗎？」他說。

我忍不住笑了。

費雪還不太會閱讀，可是他真的熱愛書本。我想書籍之所以深深吸引著他那喜好規律的天性，是因為書籍一向被井然有序地編排成起頭、中段和結尾。

費雪對於故事的喜愛有很大部分源自於克里斯，從他兩、三歲開始，克里斯每晚都會讀睡前故事給他聽。費雪單純喜愛他父親的閱讀，他不在乎讀的是否是同一個故事，就這麼夜復一夜地。事實上，他還比較喜歡這個樣子。克里斯經常在兩週內重複讀著同一個故事。費雪從不感到厭煩。

能擄獲他的心自然不容易。他不喜歡字句太多的故事，特別喜愛押韻的故事。尼克·夏瑞特（Nick Sharratt）是他喜愛的作者，喜歡的書則有《不要把你的指頭伸進傑利納利裡》（*Don't Put Your Finger in the Jelly Nelly*）、《公園裡的鯊魚》（*Shark in the Park*）、《你的玉米片上的蕃茄醬》（*Ketchup on Your Cornflakes?*）他尤其喜歡《貪心鵝的巧克力慕司》（*Chocolate Mousse For Greedy Goose*）。每讀到這一本就會開懷大笑。他熱愛押韻，熱愛像是「通心粉說賽德蘭島小馬」（macaroni says Shetland pony）、「肚子餓的海豹說飯在哪裡？」（where's the meal said hungry seal?）這樣的句子。他試著以鸚鵡學話的模式記憶最愛書本中的句子，然後背誦給每個願意聽的人聽。

這幾年倒有一件事改變了，那就是比利會和他們躺一起，好像牠也聽著故事似的。真的很神奇。克里斯如果在讀故事，比利就不會起身走開。

然而費雪讀書給比利聽是全新的發展。對費雪而言，時機上可說是再好不過了，因為再過幾個禮拜他就要進入全天班上課，正式學習讀寫。

這種事情當然應該讓教育心理專家知道。眾人皆知兒童光靠記憶單字的影像就能學會許多。他們能從單字的形狀和長度，以及頁面上的單字數量演繹出許多。這是件相當正向的事。不過，再一次地，我決定加以隱瞞，因為不想讓人以為我瘋了，編出兒子靠著背誦記憶中的故事給貓聽來學習閱讀這樣的事情。然而我並不覺得困擾，我知道它自有其影響力，而且是好的影響，這就夠了。

對我來說，那只是費雪將邁進一大步的另一個微小的正向徵兆，當他開始到「大學校」讀書，他也許，只是也許，會茁壯成長。

事情發生的那天距離現在只有幾個星期。

我們試著低調不聲張。我在六月底訂購了他到克瑞西小學要穿的制服。上衣走簡單的佛雷德·佩里（Fred Perry）風格，此外還有一件長袖圓領運動衫和一件羊毛外套，三件衣服上面都有校徽，衣服到了以後，我督促費雪試穿，那一刻真的很美好。他看起來這麼的聰明和成熟。

當然囉，費雪就是費雪，問題永遠不斷。最大的問題出在搭配制服的長褲上。他試穿了一件，然後告訴我褲子太扎人了，他的腿感覺像是「著火了」一般，於是我必須再找一件代替。

雖然克瑞西對服裝的要求並不嚴格，可是我不想找一件和原先制服差別太大的褲子。他已經夠突出了。

我的長期計畫是逐漸讓他願意穿上學校的正規長褲，不過此時的我，趁著探視我媽的空檔，來一趟特別的艾瑟克斯購物之旅。我們花了一整天的時間在「湖濱購物中心」（Lakeside Shopping Center）。幾乎逛遍了每間店才找到一件合適的，那是一件有著柔軟圓領衫質料內裡的工作褲。

我們的策略之一就是保持低調，克里斯和我都不在暑假談論過多關於學校的事。有鑑於學校離我們家只短短的一段車程，在前往巴拉特的主幹道上就看得見，所以費雪不免會常常想起上學這件事。

可預期地，費雪就在興奮和焦慮之間擺盪。每天天一亮他會問：「我今天要去上學嗎？」或問：「我在學校要做些什麼？」他會站在那裡揮動他的手臂，或把手臂放在背後，晃著他的腳後跟。不過其他時間，他臉上會露出真正關切的表情，一口氣問出一堆的問題。

「我在什麼時間開始上課？」

「早上的八點四十五分，費雪。」

「什麼時間放學？」

「大約是下午的兩點五十五分。」

「下課時間有多長？會有鈴聲嗎？」

這種情形持續了好長的一段時間。

有鑑於費雪在巴拉特就讀時發生的問題，我們最大的恐懼是他在行為上會有重大改變。我們才從去年因換托兒所而起的行為問題中回復過來。克里斯和我都不願意再經歷一次了。

八月迫在眉睫，我開始籌畫起他的開學日。時至今日我應該已經有了足夠的教訓，沒想到接著卻又發生一件糟糕到難以想像的事情。費雪和比利鬧翻了。

＊＊＊

那間舊私人托兒所的最大好處之一就是夏季也營業。至於公立學校則要關閉六個星期，這意味著我必須把費雪留在家中一個半月之久。在幾乎整個七月都和費雪待在一起之後，到了七月二十四日我已經力不從心，於是克里斯的母親徵求我的同意，自告奮勇接手照顧他一個禮拜。她十分疼寵費雪，也曾從事照顧特殊需求者的相關工作，所以我樂見他北上到海岸區去。

他當然已經去過好幾次了，可是每次都是短短幾天而已。我不太確定他能否應付一個禮拜這麼長的時間，如同我的猜想，這趟旅行成敗參半。

費雪喜歡和他的祖母相處，享受著她給予的關注，所以開頭幾天一切都好。接著她和她的伴侶決定帶著費雪出外旅行一天。此時情況突然急轉直下。

克里斯和我早就放棄一日遊了；因為問題層出不窮。費雪會因為風扇噪音而無法使用公共廁所。肇因於各種卡布其諾機、碎冰機、微波爐所發出的聲響，餐廳和咖啡店也被列為禁區。總是有這樣那樣的問題搞得你精疲力盡。

克里斯的母親執意要試試看，計畫到葛瑞潘斯的（Grampians）阿維莫爾（Aviemore）做一日遊。

老天保佑她，她已經安排好了整個行程。費雪會先來趟蒸汽火車之旅，然後搭纜車上到山邊。終點站則是拜訪馴鹿公園。可是他們連一個地方都沒去成。當他們抵達阿維莫爾時，費雪開始發脾氣，他們只好轉頭回海岸區。他們總共開了四個半鐘頭的車，這中間都沒能下車，每個人只各吃了一個三明治。

克里斯的母親對此感到非常失望和生氣，我不曉得該說些什麼。費雪雖然已經進步很多，可是他的一些生活面向並沒有改變，而且可能永遠也不會改變。我們已經警告過她，費雪的一些行為也許會一直持續到青春期，屆時什麼事情都有可能發生。老實說，那是我最感到害怕的前景。想像著一個六英尺高的費雪對著我大吼大叫真令人難以忍受。每當有這種念頭生出我就快速地抹去。

總之，從祖母家回來後的費雪相當暴躁、情緒化，而且很不合作。

「我不要做這個，」如果他不情願做某些事情，他便這麼對我說。

沒錯，他在過去也會抗議一些事物，可是突然間他變得非常粗魯，有如他找到了更成熟的新方式來發洩他的憤怒似的。他對琵芭也很不友善。

我們當這是一種小警訊，是那些費雪終會度過的奇怪且費解——但希望是短暫——的階段之一。不過情況愈演愈烈，而且朝著壞的方向進行。突然之間比利也成為他發洩怒氣的焦點。

我在一天下午首次發現這個現象，注意到比利沒有和費雪一起躺在地毯上看電視。

「費雪，比利在哪裡？」我問他。

「費雪不再喜歡比利了，」他實事求是地說道。

我嚇了一跳。

「你為什麼不再喜歡比利了呢？費雪？」我說。

「我就是不喜歡牠，」他悶聲說道。

我的直覺反應是他們分離了一個星期的緣故。不過這沒有道理呀。他們以前也分開過，通常重聚只會讓彼此更加親密。久別情更濃嘛。

貌似費雪和牠吵架了還更合理些。夏天這段時間，比利開始跳出籬笆，和隔壁的兩個小孩玩在一起，她們是一對姊妹，一個十八個月大，另一個五歲。

我注意到事後費雪有時會疏遠比利，不過我沒有太當它是一回事。

總之，在他首度爆發的一兩天後，我看出來這成了大問題。費雪在我們蓋的遊戲屋中，一顆球從隔壁越過籬笆飛了過來。

「我們可以拿回我們的球嗎？」大一點的女孩從矮籬探出頭來問道。

費雪完全不理睬她，讓我覺得他很沒有禮貌。

「當然，」我說。「拿去吧。」

當我把球丟過籬笆時，比利和球一起跳了出去。

「嗨，比利，你要過來玩嗎？」小一點的女孩說。

費雪臉上的表情說明了一切。看起來就像有人告訴他牙仙不存在，抑或這個世界的洗衣機全都不見了的模樣。

他知道我看出來了，所以轉而看向我。

「我不在乎，牠可以去隔壁住，」在躲進遊戲屋之前他忿忿地說道，然後用盡全力關上背後的塑膠門。

這種模式持續了四、五天，期間他相當不友善。

我完全陷入恐慌之中。這個發生的時間點真是糟到不能再糟了，就在費雪開始就讀全天班不到一個禮拜的時候。我們的最優先考量是儘可能保持家裡的平靜快樂和日常作息——而比利確實起了關鍵作用。事實上牠是我們對付小問題的法寶。

如果費雪和比利不再是朋友，我們肯定會有大麻煩。這件事已經破壞了費雪的穩定性，再這麼下去，他入學後的每個小問題只會放大百倍。

真洩氣。再一次地，我覺得自己像個瘋子，這麼擔心兒子和他的貓的關係。可是我直覺知道那是個壞消息，並且感到極度驚恐，之所以如此，主要是因為我不曉得該怎麼辦。你如何說服一隻貓和一個自閉兒和好呢？我讀過了不少書，很確定沒有任何一個章節是針對這種難解的問題。

一天晚上，事情終於演變到極致。費雪坐著看電視，比利從外頭溜了進來，在地毯上安頓下來。自從比利來了以後，這幾乎已經成了每天晚上的固定作息：電視時間就是費雪和比利時間。可是今天晚上卻不一樣。

趁晚餐還在爐子上烹煮的空檔，我在那裡歇了一下，喝杯茶看報紙。

「走開，」費雪說，轉身用手做出揮趕的動作。

比利沒有動，於是他提高了聲音。

「比利，走開，」他說，這一次大聲多了。

還是沒有反應。於是費雪滑了下來，在臉距離比利幾英尺遠的地方，以最大的聲量吼道：「走開。」

比利跳了起來。每個人都會如此，不是嗎？牠站起身來，頭也不回地朝貓用活板門走去。

「費雪，」我說，震驚於他的粗暴言詞。「比利對你做了什麼嗎？」

他只是異常憤怒地看著我，然後用手摀住耳朵，躺在了地板上。

那天晚上我向克里斯道出這件事，他也和我一樣生氣。

「我要和他好好的談一談，」他說。

「很好，」我說，「你知道他一向聽你的。」

克里斯是那種不會提高聲量，不過卻極有威嚴的沈默父親典型。他一旦發話便意味著他是認真的，而費雪清楚這一點。

於是那個晚上，在洗完澡之後，在讀費雪的睡前故事之前，克里斯讓他在臥室坐定，向他解釋整個情況。我知道他們談完了，因為費雪頂著兩顆紅眼睛出現。

「爸爸對我很兇，」他說。

「不，他沒有，費雪，爸爸想要幫你，」我說，表現出父母親在這種時候最該顯現的團結力量。

克里斯在幾分鐘後才下樓。

「你說了什麼？」我問。

「我告訴他，比利是一隻很特別的貓，牠非常愛他。可是如果他一直不理牠，對牠不好，那麼牠也會生氣，不再和他做朋友了，」他說。

「然後他覺得呢？」

「他沒有多說什麼。所以我告訴他，如果比利對牠做同樣的事，他也會不高興的。就在這個時候他哭了。」

「噢，好吧，我想你已經傳遞了應該傳遞的信息。現在就全看他了。我們總不能強迫他和比利做朋友吧，」我說。

「這事在時間上真是不能再糟了，不是嗎？」克里斯說。「他開始上學後鐵定會碰到問題。我猜我們又要回到一哭鬧就兩小時的那種時候了。」

我們兩人盯著晚餐看，懷疑事情接下來會怎麼發展。然而沒等多久我們就知道了。

第二天早上，費雪似乎急著要見比利。

「比利在哪裡？」他在吃早餐時不停問道。

克里斯向我挑了挑眉，盡在不言中。我也在想著同一件事情。他想要和好。不幸地，我感覺他錯失了他的機會。

在很早的時候，在有人起床之前，我就聽見貓用活板門的聲響，無論是屋內或外面的花園都沒有比利的蹤影，這頗不尋常。牠已經有好一陣子怎麼都不會錯過和費雪一起吃早餐的機會。

「我不知道，費雪，」我試著讓他安心。「也許他出去玩耍了。」

「嗯，」他說，看起來情緒很低落。

克里斯眨眨眼，向我點了點頭。他的信息顯然起了作用。

「到午茶時間他們又會成為好伙伴的，」他小聲地說道，在我的臉頰啄了一下，然後出門工作去了。

那天早上費雪必須去克瑞西遊戲團體上課，一直要到午餐時間才會回家。仍沒有比利的蹤影，這讓他的情緒大受影響。

克里斯趕回家吃中飯。

「沒有看到比利？」他說。

「沒。」

「噢，老天，你想牠會不會離家出走了，路易絲？」他說。「我說如果他繼續不理牠，牠就會離開，沒想到真的發生這種事。」

我們的角色神奇地對調了。通常都是我，而不是克里斯先觸動恐慌按鈕的。我想他是覺得內疚，因為前一晚他才狠狠地訓斥了費雪一頓。

「不會的，牠曾經失蹤過更長的時間。牠可能正在松林某處拿什麼可憐的動物出氣呢。」

「但願如此，」他說。

天候已晚，我在廚房準備孩子們的茶點，突然聽見費雪提高的聲量，從雜物間附近傳來。

「媽咪，媽咪，比利不舒服。」

一方面我大大地鬆了一口氣，牠回來了；另一方面，費雪的聲音聽起來不妙。

「費雪，你怎麼知道牠不舒服？」我從廚房說道。

「牠很髒，」費雪說。

「什麼叫做牠很髒？」我說，停下手邊的工作，走過去察看。

到了雜物間之後，我被自己看到的景象嚇了一大跳。

比利看起來像是掉進了煤坑那種地方。牠沾了厚厚的一層煤灰或泥土，我不太確定是什麼。不僅如此，牠看起來十分地酸楚虛弱，連站都站不穩。

我知道牠的情況很糟，於是馬上打了通電話給獸醫。因為女王將在幾星期後蒞臨莊園，克里斯忙得腳不沾地，所以我不想打擾他，如果需要的話，得自己帶比利去看獸醫，還拖帶上兩個小的。

再一次地，一萬個非理智的想法充斥著我的腦袋。**如果比利真的病得很嚴重？如果，我是說如果，牠死了呢？費雪會怎麼反應？**幸好獸醫比我冷靜多了。他很快地把我拉回現實，讓我先檢查幾個地方。

「我決定牠是否需要緊急治療，」他說。

首先，他要我摸摸比利的四肢，看是否在流血或有傷口，或有任何痛苦的跡象。我輕輕地觸碰了牠的四隻腿腳，沒有什麼反應，這讓人振奮。然而當我碰觸牠的頭時，就完全不是那麼一回事了。牠發出了很尖銳的叫聲。我發現那裡有傷口。

「需要清創，不過聽起來不像需要急診，」聽完我的描述，獸醫這麼說道。「好的，現在我要妳檢查牠的眼睛、耳朵和喉嚨，」他說。

我照著做了，沒有發現任何異樣。

「牠的呼吸如何？牠會咳嗽或是喘氣嗎？」他問。

「不會，」我說。

「聽起來應該是跌進儲煤槽，或是困在柴房裡，被傾倒的木材壓到吧，」獸醫說。

「所以牠會活下來？」我說。

「是的，布瑟太太，牠會活下來。我建議你盡早帶牠過來檢查，除非牠的情況有變，如果這樣的話，妳必須立刻帶牠過來。」

我掛了電話，也鬆了一口氣。然後拿出一些清潔劑，在雜物間的水槽幫比利清潔。

我和獸醫通電話的時候，費雪就站在旁邊。我不知道是因為這個緣故，還是他發現比利看起來很虛弱的關係，總之，他放聲大哭，淚如泉湧，幾乎是哭到聲嘶力竭。他以前也見過比利生病。可是這次真的讓他不安極了。

「不哭了，費雪。去和比利打聲招呼，」我說，給了他一個擁抱。

比利跛著腳，縮到了雜物間一個靠近洗衣機的角落裡。費雪小心地向牠走去。

「沒事的，比利。你會沒事的，」他說，蹲了下來，躺在牠旁邊的地板上。

我看得出來他真的關切。

費雪坐在那裡好一會兒，撫摸他的朋友，頭緊挨著牠，就差沒有眼神的交會了。

「費雪愛比利，」他小聲地說道，摩擦著彼此的頭。「費雪愛比利，」

我幫比利做了一番徹底的清洗，小心地清理了傷口，然後將牠移到廚房，這樣我們才能在晚上密切觀察牠。

費雪全程都在，甚至錯過了當晚的《湯姆和傑瑞》。他一直到睡覺時間才離開比利的身邊，並且堅持比利睡他的房間。克里斯小心地抱起比利，把牠放躺在地板上，以免費雪在夜間不小心踢到牠。

接下來幾天，在比利逐漸復原的這段時間裡，他們倆就像秤和鉈，從早到晚分不開。在某方面，這使得「大學校」的最後倒數變得容易些。費雪沒有時間去擔憂警鈴或他的制服或誰會坐在他旁邊這類事情；他只關心比利。

克里斯和我曾試圖想要弄清楚裂痕產生的原因，或許只是嫉妒比利到隔壁玩耍？或許他對即將來臨的改變感到憂心，所以把氣出到最好的朋友的身上？無論真相是什麼，毫無疑問地，他已經學到了寶貴的一課。從此他不再和比利吵架。

大學校

Big
School

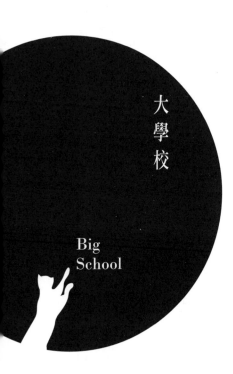

費雪開始上全天班的前一晚，家裡異常忙碌。我在雜物間熨燙和吊掛他的制服，準備早上要穿的運動服裝。克里斯則在外頭搗鼓車子，發出奇怪的聲響。大家嚴陣以待，絕不能搞砸明早的上學行程。

我爸媽此時正在娛樂費雪和琵芭，他們在幾天前北上來探視。

他們知道費雪到「大學校」上課的第一天對我們來說有多重要，所以就想著過來和我們一起分享。

截至目前為止，我們的嘗試可說是相當成功。

不過費雪在吃晚餐時很興奮，尤其從英格蘭來的外公外婆也在這裡。

「外公，費雪明天要去大學校，」他說

「我知道。不曉得你在學校都做些什麼，」他說。

「讀書，」他說。

「還有數字。」

我們很高興，因為這兩樣都是他覺得自在的事物。他對書本的和數字的熱愛已經根深蒂固，最近幾個月見過他的人也都稱讚他聰明。倒是學校的社交層面讓我們憂心忡忡。

他認識一兩個也在克瑞西上課的大孩子，不過在少數幾次的見面機會中，他們並沒有真正處在一起。好消息是，他還認識兩個從學步團體「升」上來就讀全天班的孩子。關於他們，他並沒說過什麼負面的話，你可以這麼說，在費雪的世界裡這就代表著十分正向。

我爸媽住進費雪的房間，而費雪必須和琵芭住一間，即便如此，所有一切還是讓他懷著愉快的心情上床睡覺。一如既往，比利也在那裡幫忙安撫他入睡。

＊＊＊

第二天早晨，克里斯和我還沒天亮就醒了。那是個明亮晴朗的高地夏日，每個人都很興奮，嗯，琵芭除外，當我走進她的房間叫醒費雪時，她還熟睡著。

媽和爸還在費雪的房間做準備，於是我帶費雪到克里斯和我的房間去幫他穿好衣服。他有點擔憂，不過一切似乎還不錯，特別是比利也出現在我的腳邊。

我們知道，今天，尤其是今天，早餐儀式必須百分之百正確。於是克里斯將馬麥醬土司仔細切割成四片準確的三角形，然後將優酪乳和果汁備好。他和我喝著茶，而費雪則在一旁盡情享用早餐。不久，媽和爸也來到廚房加入我們。

我們找到了費雪可以安全背負的一種輕型背包，到了八點半左右，我們開始往車子移動。在開兩分鐘的車，越過巴爾莫拉橋到克瑞西小學之前，我們先在外面幫費雪拍了一張照片。兩個也是今天開始上學的孩子的爸媽也來了。他們看起來幾乎就要掉淚了，而我卻沒有那種感覺。

費雪和我一起走上階梯，我決意要好好地品嚐這個曾經被告知永遠不會來臨的每一刻、每一秒鐘。整個早上，我發現自己不時回想起亞伯丁那決定性的一天，在那一天，顧問明白指出費雪永遠不可能到常態學校讀書。她是那麼肯定，那麼的堅信不移。而此刻我們卻在這裡呢。

所以當我揮手向費雪說再見，走回爸媽和琵芭等著的車上時，我不覺得熱淚盈眶。我也不覺得憤恨或苦澀。我甚至沒有勝利的感覺。我只覺得快樂和驕傲。非常非常驕傲。

* * *

那一天學校只讀半天，所以在我回去接費雪以前，我們有約莫三個鐘頭的時間要打發。我們沒有去巴拉特鎮上，我們駛往另一個方向的伯拉馬（Braemar），那裡有個很可愛的遊戲場可讓琵芭玩耍。

結果是我爸媽也玩得很開心。就在我幫琵芭推鞦韆時，我爸和我媽騎上一個大滑索，七十和七十一歲的人尖聲叫喊得像七歲的小孩子。我想它是一種徵兆，昭示著每個人對於那天早上發生的事有多興奮。

之後我們又去了咖啡店。我們坐在那裡，忍不住回想起過去。

「路易絲，妳爸和我曾想過妳大概不會有這麼一天，」我媽說。

「我知道，」我說。

「看他還是小嬰兒時的樣子，我們想他最後也許得送去特殊教養院，」我爸說。

「我知道，我們一度也這麼想，」我說。

每個人都迷失在自己的思緒裡好一會兒。媽媽用她的手握住我的，然後笑了。

「妳爸和我只是要妳知道，妳和克里斯做得好極了，」她說。「費雪不可能有更好的爸爸和媽媽了。」

就在這個時候我的淚水決堤，過去幾天、幾週、幾個月、甚至幾年來的禁錮情緒整個噴湧而出。老實說有點兒難為情。

我媽遞給了我一條手帕，我像個傻氣女學生般快速擦掉眼淚。

「噢，兩位，很抱歉，我想還是有意外等著發生才對。」

我們回到巴爾莫拉好為琵芭準備午餐，並且把一堆待洗衣物放進洗衣機後，就到了去接回費雪的時間了。此時琵芭正在睡午覺，我爸自告奮勇留在家裡陪伴她，於是媽和我一起開車前往克瑞西小學。那是個極好的下午，我們兩人站在外面等候，看見一隻大鳥沿著河岸俯衝而下，然後消失在另一邊的濃密陰暗樹林裡。真難以相信曾經有一度，我們視這個地方為地獄的一角而非天堂。現在想來，住在偏遠林中小屋的那段日子恍如隔世。

費雪滿是笑容，幸福到忽略了我們看見他有多興奮。事實上，他的感覺全寫在臉上。

「怎麼樣？」我問他。

「還好。」

「誰坐在你的旁邊？」

「不記得了。」

「你學了什麼？」

「不記得了。」

媽和我交換了一個微笑。她頭一次到學校接我時，我的回答差不多也是這麼簡短的。開車回家只要幾分鐘，所以在車上沒有時間仔細盤問費雪。當我把車在屋外停好時，我發現要和他好好談談的機會已經失去了。因為比利就站在門廊上。

「比利，比利。」

過不久他們雙雙躺到客廳的地板上，忘情在他們共享的世界裡。

「我把水壺燒上，想喝杯茶嗎？」我爸邊說邊走進廚房。

「麻煩你了，」我說。

我們坐了下來，在愈來愈沸騰的水壺聲響中，我們依稀又聽見另一個聲音。是費雪，正興高采烈地對著比利說話。我捕捉到其中的隻字片語。

「費雪和左拉坐在一起……」在聲音變弱前他這麼說道。

「然後老師說了一個故事…」

聽不清楚雖有點惱人，不過還是很可愛。我實在太想知道他在學校都做了些什麼。

「老爸，幫我一個忙，先暫時把火關掉，」我說。

他點了點頭。

水壺發出的聲響一旦退去，費雪的聲音就顯了出來，我們三個躡手躡腳來到客廳，頭貼著門偷聽。

外行的聽壁角行徑馬上被看穿。費雪察覺到這群不受歡迎的入侵者，他向比利靠得更近些，然後對我們不贊同地皺了皺眉。

「噓，費雪在對比利說話。」

我們全都笑了出來，快跑逃回廚房。

＊＊＊

費雪在學校適應得相當好。即便他的「磨合」期告一段落，開始上全天課，從早上八點四十五分到下午兩點五十五分這麼長的時間他也輕鬆以待。

我們曾擔心某些功課他會跟不上，可是他的老師並沒有任何抱怨。事實上，他們告訴我他每一天都在進步。

他在一個月後的第一次正式評量中表現得很耀眼。

「他很靈活，閱讀也學得很快，」他的一個老師這麼說。「老實說有他在班上真令人開心。」

讓我們傻眼的是他的社交發展。他幾乎馬上就交了朋友，和其他孩子玩在一起，其中有幾個是他在學步團體就認識的同伴。或許是因為家裡有個妹妹的關係，一開始他比較喜歡和小女孩做朋友，喜歡和友人的女兒菲比、伊莎貝玩在一塊。他甚至開始到她們家去，雖然我強烈懷疑是因為我朋友有一部他特別鍾愛的拉風洗衣機。那是他一時不會戒除的習慣。

總之，就社會化這方面來說，最神奇的時刻發生於他開始上學的十星期之後，在十一月初。

慢慢地，他也和學校裡的男孩成了朋友。班上只有五個男生，所以要認識他們一點都不難。他們是混齡團體；費雪是其中最小的一個，最大的十歲。

他們其中一人邀請費雪某天放學後去參加生日派對，他說他要去，克里斯和我聽到後非常高興。他之前從沒有到過別人家的派對；這種事情總讓他煩躁。不僅如此，他還說要盛裝前往。

到了那天，他帶著前所未見的興奮表情回到家。他的情緒甚至高昂到無法和比利說話。

「我現在沒空說話，我必須換衣服去參加派對，」他說，急匆匆地上樓。我說要幫他換衣服，他斬釘截鐵地說他不需要我幫忙。

「我可以自己來，」他說。

我開車帶費雪到那男孩的家，滿心期望在那裡待上一個半鐘頭，靜靜地照看著他。可是當我們到達門口，他再次宣稱「他不需要我」，他可以自己進去。我回家，自顧自地笑了各把個鐘頭。

「看來你和我是多餘的，」我對比利說道，後者正窩在廁所裡面藉機打盹。

我在派對結束後去接費雪，看見他笑容滿面。他顯然玩得很開心。我一句話都說不出來——絕對是欣喜若狂。

我告訴克里斯這件事，他簡直無法相信。

我們立刻著手計畫費雪在三月的六歲生日。為他那夥「友伴們」開一個好派對的想法被拋了出來，而這在一兩年前是我們想都不敢想的。

幾個禮拜之後，他又做了件相當了不得的事。在十一月中的一天早晨，當他準備出門上學時，傳來了有人敲門的聲音。我開了門，發現校車司機將巴士停在外面。

「妳早，我來接費雪．布瑟，」他微笑說道。

我愣住了。原本計畫是到過新年時才讓費雪搭巴士上學，不知怎麼著，委員會似乎弄錯了。

「噢，我不知道他今天願不願意跟你走，」我說。「等我一下。」

我們已經著手要讓費雪搭巴士了，不過這比我們的計畫早上一大截。

「費雪，你今天想搭巴士到學校去嗎？」我說，想著他最起碼也會有些不情願的表情吧。

他往外走了一步，很高興看見他的一個朋友也在車上，不過更重要的是，比利已經在那裡等著他了。牠在巴士抵達的那一刻就有了反應，第一時間便奔下樓來到走道上。此刻牠已經等在門口，就像是在鼓勵著費雪似的。

他穿上了制服，也拿好了他的背包。

「好的，」費雪說，往巴士走去。

就在他踏上階梯之際，比利跳上了籬笆。

「那是我的貓比利，」費雪告訴司機。

真的很神奇，若在一年以前，這絕對會引起他的暴怒。可是現在他卻輕易地接受了改變。

進步的痕跡四處可見，例如，從費雪的言詞和自信中就可以看得出來。很有趣地，他開始用「我」而不以第三人稱來述說自己。這是很重要的一步，因為這意味著他愈來愈有自覺了。他甚至在聽見同學到中央公園度假的事情後，開始問起我們是否也去旅行。

「我們可以去那裡嗎？媽咪？」有一天他問我。

「嗯，可以呀，為什麼不呢？」我說。

我曉得到了下個夏天某些規則會有所改變。這是我們一直得面對的事情；這是源自於費雪的自閉生活的一個事實。不過，至少一時半會的，我允許自己沈溺在即將成形的首次家庭假期所帶來的興奮裡。

＊＊＊

到克瑞西上學的每一天都充滿了喜悅，不只因為對費雪來說它的確是極好的環境，也因為它給我和那些熟知我們的人接觸的機會。剛到蘇格蘭時，我感覺自己像外來者，可是現在，經過五年後，我把這裡當成了真正的家。

一天下午去接費雪，我見到有著與費雪同齡的女兒的另一個媽媽。他們曾在同一個學步團體待過幾年，所以她知道許多關於費雪的事。她白天必須工作，所以難得在學校碰到。

「嗨，好久不見了。他適應得如何？」她說。

「事實上相當不錯。他真的很開心。」

「天啊，他進步了很多，不是嗎？」她說。看著他先我一步蹦跳下了階梯，往車子的方向去。那是晴朗的午後，我們停下腳步聊了一會兒。費雪自己進到了車裡，心甘情願地。

一位任職於保健服務處的女士相當瞭解我的經歷以及我要面對的是什麼樣的人格特質。我在各個方面都得到她百分百的讚美。

「走到今天真不簡單呀，路易絲，」她微笑說道。

「還有很長的路要走，」我說。「若說我們學到了什麼，那便是不要看得太遠。一次一天就好。」

她笑了。

「噢，那隻小貓可好？我看了許久前登在報紙上的那篇有趣的文章。」

「噢，是的，比利，牠一直都是費雪的好朋友，」我委婉地說道。

「從報紙上讀到的看來，應該不只如此吧。」

她對極了。

我在三四年前第一次見到這位女士時，正處於定期發作的低潮期。那時的費雪到遊戲場會直接往地上一躺，用手臂敲打著他的腿，或是——更有可能地——不停地轉動到手的任何車子或玩具的輪子。某些日子他會躲在角落什麼也不做，什麼人也不理。嗯，除了我以外，至於和我的主要交流，通常就是哭鬧尖叫到全臉發紫。而現在他成了一個快樂、友善和迷人的小男生，在上完一天常態學校的課之後，蹦蹦跳跳地回家去。

是的，有許多人在過去這動盪的五年間起了一定的作用。是的，也有十分睿智的頭腦指引我們在這條無比崎嶇的道路上前行。不過比利的角色很關鍵，牠的影響力絕對無法估量。牠不只是一個好朋友，從費雪被診斷出來時牠就陪在旁邊；牠是他最好的朋友。

神奇的事始於牠抵達的第一晚，他們之間的友誼無非是超越世俗的。比利有能力進入費雪那極私人的宇宙，到達無人可滲透進去的那個地方，讓費雪的宇宙少了點孤寂；不只如此，牠還鼓舞他往外冒險，於是現在的他愈來愈像是這世界的一分子。

比利達成的事情本身並不神奇：在費雪焦慮時安撫他，鼓勵他走路、使用廁所和閱讀，每一步都很微小。可是加在一起，至少對我而言，它們似乎就成了一個奇蹟。少了牠，我們就不是今天的我們。

讓它顯得如此特別的是我知道費雪也這麼認為。他經常這麼說，當然囉，總是以他自己獨特的方式這麼說道。

就在學校外的那次談話的一兩天前，在我爸媽回去艾克瑟斯後，我將費雪的房間整理出來，好讓他搬回去。

我充分利用了這個平和安靜的空檔，將這些年所累積的文書工作歸整了一下。資料真的很多。我有厚厚一疊摺了角的檔案，其中包括醫生、治療師、學校和教育專家的來函。為了費雪，大約要多砍掉了一小片森林。

就在那些正式信件裡，我意外發現了他在第一間托兒所的舊日誌。我忍不住坐在費雪的床沿翻閱著，帶回了一些甜苦參半的記憶。有讓我微笑的評語，也有的讓我淚盈於睫。其中一則，日期是前一年的三月，讀過後我不禁為之淚崩。

托兒所在每天即將結束時都會集合全體小孩，讓他們圍坐成一個圓圈，在地板上閱讀、聽故事或聊天。費雪起初拒絕加入，只喜歡自個兒玩，不過逐漸地，這種情況有了改變。日誌裡註記了他對他們所謂的「圓圈時間」的貢獻。

那一天，他們為即將在週末來臨的母親節製作禮物。靠著老師的幫忙，費雪做了一張貼有我的照片的甜美小卡片。到了圓圈時間，孩子們在地板上坐成一個圈，說說為何他們的母親這麼特別。

我想像得出孩子們大談如何喜愛媽媽的擁抱或烹飪技巧、她在晚上哄他們睡覺或生病時照顧他們的方式。總之輪到費雪時，他的話語特別簡短和甜美。

「我的媽咪給了我比利，」他告訴那群孩子。

真是一語道盡所有。我給了他比利。而且我很慶幸我這麼做了。

人生顧問198

整個世界只剩下我們倆：小貓比利的溫柔奇蹟

作者—路易絲・布瑟
譯者—陳品秀
主編—林芳如
執行企劃—林倩聿
美術設計—黃思維
內頁排版—宸遠彩藝
董事長—趙政岷
總經理
總編輯—余宜芳
出版者—時報文化出版企業股份有限公司
10803台北市和平西路三段二四〇號四樓
發行專線—（〇二）二三〇六六八四二
讀者服務專線—〇八〇〇二三一七〇五
（〇二）二三〇四七一〇三
讀者服務傳真—（〇二）二三〇四六八五八
郵撥—一九三四四七二四時報文化出版公司
信箱—臺北郵政七九~九九信箱
時報悅讀網—http://www.readingtimes.com.tw
電子郵件信箱—ctliving@readingtimes.com.tw
大眾新潮線臉書—https://www.facebook.com/tidenova?fref=ts
法律顧問—理律法律事務所 陳長文律師、李念祖律師
印刷—勁達印刷有限公司
初版一刷—二〇一四年九月十二日
定價—新台幣三五〇元
行政院新聞局局版北市業字第八〇號

國家圖書館出版品預行編目資料

整個世界只剩下我們倆：小貓比利的溫柔奇蹟/路易絲・布瑟作. -- 初版. -- 臺北市：時報文化, 2014.09
320面；14.8*21公分. --（人生顧問；CFF0198）

譯自：When Fraser met Billy

ISBN 978-957-13-6028-7((平裝)

1. 布瑟(Booth, Fraser) 2.自閉症 3.傳記

415.988 103013736

WHEN FRASER MET BILLY: HOW THE LOVE OF A CAT TRANSFORMED A LITTLE BOY’S LIFE
By LOUISE BOOTH

ISBN 978-957-13-6028-7
Printed in Taiwan